BEI GRIN MACHT SICH IHR WISSEN BEZAHLT

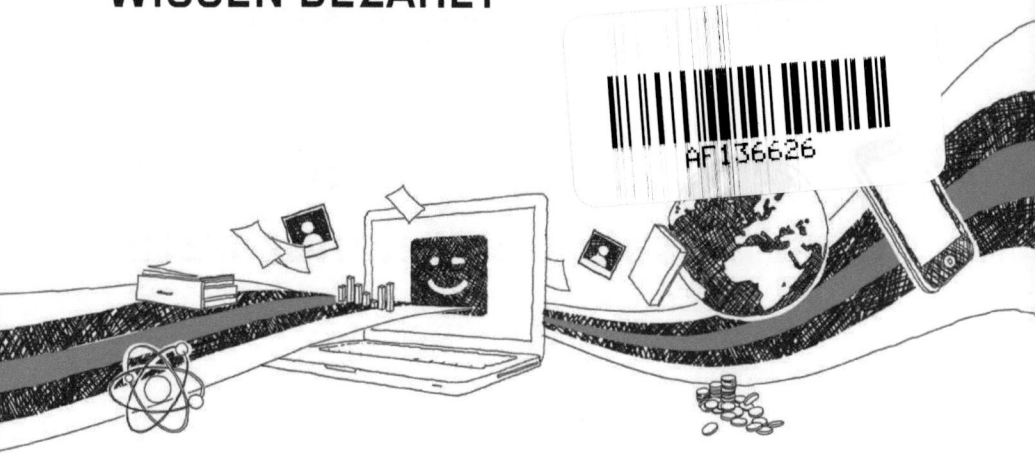

AF136626

- Wir veröffentlichen Ihre Hausarbeit,
  Bachelor- und Masterarbeit

- Ihr eigenes eBook und Buch -
  weltweit in allen wichtigen Shops

- Verdienen Sie an jedem Verkauf

Jetzt bei www.GRIN.com hochladen und kostenlos publizieren

Auswirkungen auf die Versorgungsqualität in der präklinischen Notfallversorgung durch Einsatz des Telenotarztes

Volker Julius

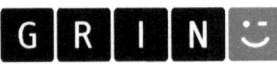

Bibliografische Information der Deutschen Nationalbibliothek:

Die Deutsche Nationalbibliothek verzeichnet diese Publikation in der Deutschen Nationalbibliografie; detaillierte bibliografische Daten sind im Internet über http://dnb.d-nb.de abrufbar.

ISBN: 9783346537522
Dieses Buch ist auch als E-Book erhältlich.

Druck und Bindung: Books on Demand GmbH, Norderstedt Germany
Gedruckt auf säurefreiem Papier aus verantwortungsvollen Quellen

Das vorliegende Werk wurde sorgfältig erarbeitet. Dennoch übernehmen Autoren und Verlag für die Richtigkeit von Angaben, Hinweisen, Links und Ratschlägen sowie eventuelle Druckfehler keine Haftung.

Das Buch bei GRIN: https://www.grin.com/document/1147896

Studiengang: Management im Gesundheitswesen M. A.

Masterarbeit

Auswirkungen auf die Versorgungsqualität in der präklinischen Notfallversorgung durch Einsatz des Telenotarztes

Volker Julius

Modul: Masterarbeit Management im Gesundheitswesen

Abgabedatum: 22.04.2020

Abstract (English)

The German emergency care service follows a dual system that is based on physician- and non-physician-manned lifesaving equipment. To ensure medical care in a situation of budget cuts and a shortage of skilled labor, different concepts for the deployment of emergency physicians as tele-physicians have been tested. Those concepts are based on a variety of ideas regarding structure of organization, use of technology and procedure. Therefore, the question is, how useful is a system based on tele-emergency-physicians, regarding the dimensions of quality of the health care system as well as the basic requirements of such systems, in terms of guaranteeing adequate care for emergency patients.

This paper first acknowledges and then discusses recent results of the current state of research. Based on those findings, an opinion survey was conducted with 12 experts in the field of preclinical emergency care. A standardized questionnaire, including open questions, was used.

The results of the survey added information to the results obtained by the overview of the current state of research regarding this topic. Furthermore, it was possible to show potential improvements in the quality of all aspects of care with the aid of a tele-emergency physician. Those improvements are dependent on certain modifications of the tele-emergency-physician system. It was possible to define focal points for tele-emergency physicians; those need to be revised in time. Core requirements for tele-emergency physicians can be defined as followed: support and legally sound decisions regarding refusal of transportation or medication, supervision, reliable ECG findings and support for the on-site staff in unusual situations or when confronted with unusual procedures.

For a tele-emergency-physician system to enhance quality of care in all dimensions, a basic and uniform structure is required when those systems are installed. Among the requirements are a proper infrastructure, highly trained and qualified staff and consistent organization, as well as appreciative and precise communication between all stakeholders involved. In addition, four possible ways to organize emergency-medical-service systems were identified. It is important to scientifically determine whether one of a standard dual system, a system based on skill enhancement for non-medical staff, a total tele-emergency-physician system or a reduced tele-emergency-physician system would be the most reasonable and effective one.

Abstract (Deutsch)

Das deutsche Rettungswesen ist als duales System aus ärztlich und nichtärztlich besetzten Rettungsmitteln organisiert. Um eine ärztliche Versorgung im Spannungsfeld der medizinischen Leistungserbringung und der Ökonomie sowie des Fachkräftemangels sicherzustellen, wird in verschiedenen Konzepten der telemedizinische Einsatz von Notärztinnen und -ärzten (NA) als Telenotärztin oder -notarzt (TNA) erprobt. Diese Systeme unterscheiden sich in der Organisationsstruktur, der verwendeten Technik und in der Durchführung. Somit stellt sich die Frage nach dem Nutzen von TNA-Systemen bezogen auf die Qualitätsdimensionen im Gesundheitswesen und nach grundlegenden Voraussetzungen solcher Systeme, um die Versorgungsqualität von Notfallpatientinnen und - patienten zu steigern.

Um dieser Fragestellung nachzugehen, werden zunächst der aktuelle Forschungs- und Erkenntnisstand der Literatur entnommen und diskutiert. Darauf aufbauend fand eine explorative Befragung von zwölf Expertinnen und Experten aus dem Bereich der präklinischen Notfallversorgung anhand eines standardisierten Fragebogens mit offenen Fragen statt.

Durch die Befragung konnten die Ergebnisse der Literaturrecherche ergänzt und eine mögliche Verbesserung in allen Qualitätsdimensionen durch den Einsatz von TNA aufgezeigt werden. Diese Verbesserungen sind jedoch an bestimmte Ausgestaltungen des TNA-Systems gebunden. Es konnten Tätigkeitsschwerpunkte für TNA ausgearbeitet werden, die es zu überprüfen gilt. So werden die Unterstützung und rechtssichere Entscheidung bei Transportverweigerungen und Medikamentenapplikation, eine Supervision, eine sichere EKG-Diagnostik und eine Unterstützung des vor Ort befindlichen Personals bei besonderen Einsätzen und Maßnahmen als Kernaufgaben von TNA gesehen.

Damit ein TNA-System die Qualität in allen Dimensionen steigern kann, bedarf es jedoch grundlegender Strukturen bei der Implementation solcher Systeme. Hierbei sind eine gute Infrastruktur und hohe Qualifikation des eingesetzten Personals ebenso notwendig wie eine konsistente Organisation und eine wertschätzende, zielgerichtete Kommunikation der beteiligten Stakeholder. Weiterhin konnten auf Grundlage der Expertenbefragung und Literaturrecherche vier mögliche Gestaltungsmöglichkeiten von rettungsdienstlichen Systemen definiert werden. Es gilt wissenschaftlich zu überprüfen, ob das konventionelle duale System, ein System mit einer Kompetenzerweiterung für das nichtärztliche Personal, ein vollumfängliches TNA-System oder ein solches mit geringerer Funktionalität das für die Bedarfe der präklinischen Versorgung qualitativ sinnvollste System ist.

Inhaltsverzeichnis

Anmerkung der Redaktion: Der Anhang ist aus datenschutzrechtlichen Gründen nicht Teil dieser Veröffentlichung.

I Abbildungsverzeichnis

II Tabellenverzeichnis

III Abkürzungsverzeichnis

ÄBD	Ärztlicher Bereitschaftsdienst
ACS	Akutes Koronarsyndrom
ÄLRD	Ärztliche Leiterin und Ärztlicher Leiter Rettungsdienst
DGAI	Deutschen Gesellschaft für Anästhesiologie und Intensivmedizin
DIN	Deutsches Institut für Normung e.V.
DRK	Deutsches Rotes Kreuz
ITH	Intensivtransporthubschrauber
IVENA	Interdisziplinärer Versorgungsnachweis
JUH	Johanniter Unfallhilfe
KTW	Krankentransportwagen
NA	Notärztin und Notarzt
NAW	Notarztwagen
NEF	Notarzteinsatzfahrzeug
NotSan	Notfallsanitäterin und Notfallsanitäter
QS	Qualitätssicherung
RettAss	Rettungsassistentin und Rettungsassistent
RLS	Rettungsleitstelle, Integrierte Leitstelle
RTH	Rettungstransporthubschrauber
RTW	Rettungstransportwagen
STEMI	ST-elevation myocardial infarction
TemRas	Telemedizinisches Rettungsassistenzsystem
TNA	Telenotärztin und Telenotarzt
USA	Vereinigte Staaten von Amerika
ZNA	Zentrale Notaufnahme

1 Einleitung

Die deutsche rettungsdienstliche Versorgung steht vor einer Reihe von Herausforderungen. Hierzu zählt insbesondere, die bedarfsgerechte notärztliche Versorgung der Bevölkerung sicherzustellen (Czaplik & Bergrath, 2016). Einerseits gilt es, die rettungsdienstliche Versorgung mit ärztlichem und nichtärztlichem Personal als Daseinsvorsorge für die Bevölkerung aufrechtzuerhalten. Andererseits soll im Notfall die Ärztin oder der Arzt zur Patientin oder zum Patienten kommen. Diese Forderung stellte bereits 1938 der Heidelberger Chirurg Kirchner auf und dies findet bis heute Beachtung (Gries, Bernhard, Helm, Brokmann & Gräsner, 2017). Da die Einsatzzahlen und Aufgabengebiete im Rettungsdienst seit Jahren konstant ansteigen und insbesondere in ländlichen Regionen Schwierigkeiten bei der Besetzung des Notarztdienstes herrschen, bedarf es Alternativen, um die angesprochenen Herausforderungen zu lösen (Czaplik & Bergrath, 2016). Eine mögliche Alternative stellt die Telemedizin dar und hierbei vor allem das Konzept der Telenotärztin oder des Telenotarztes (TNA). Eine solche telemedizinische notärztliche Versorgung kann zum einen für bestimmte Krankheitsbilder die physisch anwesende Notärztin oder den Notarzt (NA) ersetzen und zum anderen das therapiefreie Intervall bis zum Eintreffen eines Notarzteinsatzfahrzeuges (NEF) durch telemedizinische Unterstützung verkürzen. Ein solches TNA-System hat somit Auswirkungen auf die rettungsdienstliche Versorgungqualität (Czaplik & Bergrath, 2016).

Da die Qualität von Leistungen im Gesundheitswesen, und somit auch im Rettungsdienst und der präklinischen Versorgung, als Ganzes schwer zu messen ist, können hierbei einzelne Qualitätsdimensionen betrachtet werden. Diesbezüglich wird in Struktur-, Prozess- und Ergebnisqualität unterschieden und diese Dimensionen einzeln beurteilt (BMG, 2006). Da telemedizinische Konzepte einen direkten Einfluss auf die Strukturen und Prozesse der medizinischen Notfallversorgung haben (Czaplik & Bergrath, 2016), kann die Frage nach dem Mehrwert einer solchen telemedizinischen Versorgung für die drei Qualitätsdimensionen im Gesundheitswesen gestellt werden.

Darüber hinaus verfolgen verschiedene TNA-Konzepte unterschiedliche Herangehensweisen und sind für verschiedene Anwendungsgebiete ausgelegt. Vorreiter in Deutschland ist das *Telemedizinische Rettungsassistenzsystem* (TemRas) aus Aachen. Hier werden Audio-, Video- und Patientendaten an den TNA in der Rettungsleitstelle (RLS) Aachen übertragen (Czaplik & Bergrath, 2016). Im Gegensatz zur zunächst städtischen Ausrichtung des TNA-Projektes in Aachen zielt das Modell aus Straubing in Bayern auf einen TNA-Einsatz in ländlichen Gebieten ab und evaluiert einen möglichen Nutzen dieses Konzeptes. In diesem Projekt werden neben den obligatorischen Audio- und Patientendaten ebenso Videosignale an einen TNA in der RLS Straubing übertragen (Koncz, Kohlmann, Bielmeier, Urban, & Prückner, 2019).

Im Landkreis Vorpommern-Greifswald wurde ebenfalls ein ganzheitlicher TNA-Ansatz im Rahmen des Projektes *Land|Rettung* eingeführt, um unterstützend, als einer von drei Pfeilern, die Versorgung des ländlich geprägten Landkreises zukunftsfähig sicherzustellen (Eigenbetrieb Rettungsdienst des Landkreises Vorpommern-Greifswald (Hrsg.), 2020). Weiterhin werden zur Rettung von Personen aus Offshore-Windparks neben den üblichen Rettungseinheiten, wie Rettungshubschrauber (RTH), auch TNA eingesetzt, um eine ärztliche Therapie schnellstmöglich auch an schwer erreichbaren Orten zu gewährleisten (Klinikum Oldenburg (Hrsg.), 2019).

Einen anderen Ansatz verfolgt das aus einem Callback-System heraus entstandene Projekt TNA in den Landkreisen Gießen und Marburg-Biedenkopf. Hierbei werden lediglich Audio-, Vital- und Patientendaten an örtlich ungebundene TNA übertragen (Humburg, 2019). Neben solchen Versorgungskonzepten in Deutschland werden darüber hinaus eine Variante von telemedizinischer Unterstützung aus den Vereinigten Staaten von Amerika (USA) vorgestellt. Dort herrschen eine andere Struktur und Vorgehensweise in der präklinischen Notfallversorgung im Vergleich zu Deutschland und ein unterschiedliches Procedere für mögliche ärztliche Konsultationen in der präklinischen Versorgung. Hierbei kann ein *paramedic* sowohl via Callback-System eine Ärztin oder einen Arzt in medizinischen Fragen zu Rate ziehen als auch über eine telemedizinische Anbindung Daten an den *emergency room* des aufnehmenden Krankenhauses senden. Hierbei sind die entsprechenden Medizinerinnen und Mediziner entweder bei einem Callback räumlich ungebunden oder im *emergency room* tätig. Jedoch besteht nicht die reguläre Möglichkeit, dass eine Ärztin oder ein Arzt zu Notfällen entsandt wird (Koppenberg, Briggs, Wedel & Conn 2002; White, 2011).

Aus den angeführten Beispielen ergibt sich die Fragestellung, ob ein TNA-Einsatz grundsätzlich zur Steigerung der Qualität in der präklinischen Versorgung beitragen kann. Welche grundlegenden Merkmale für die Erfüllung der gestellten Qualitätsansprüche in der präklinischen Versorgung notwendig sind, kann aus den bestehenden TNA-Systemen nicht geschlossen werden und ist uneinheitlich.

Demnach wird in dieser Arbeit folgender Forschungsfrage nachgegangen: Dient ein Telenotarztsystem der Steigerung der Struktur-, Prozess- und Ergebnisqualität im Gesundheitswesen und, wenn ja, welches Telenotarztsystem ist am geeignetsten?

Um diese Forschungsfrage zu beantworten, wird zu Beginn das konventionelle Rettungswesen in Deutschland dargestellt und die jeweiligen Problemfelder, wie Personalmangel oder steigende Einsatzzahlen, herausgearbeitet. Hierzu werden zunächst der organisatorische Aufbau des Rettungswesens und die daran beteiligten Personengruppen beschrieben. Mit einer Schilderung der Qualitätsdimensionen im Gesundheitswesen schließt dieses Kapitel ab. Darauf aufbauend wird der Bereich Telemedizin erörtert und bisherige Anwendungsgebiete im Rettungsdienst dargestellt. Daraufhin wird die Entwicklung zum bzw. zur TNA beschrieben und in der Folge die TNA-Konzepte in Deutschland mit ihren Besonderheiten erläutert und abschließend einander gegenübergestellt.

Um die formulierte Forschungsfrage beantworten zu können, wird in Kapitel 4 zunächst der bisherige Kenntnisstand anhand einer Literaturrecherche dargestellt und zusammengefasst. Des Weiteren sollen zusätzliche Erkenntnisse durch eine Expertenbefragung gewonnen werden. In die Literaturrecherche wurden Studien, wissenschaftliche Artikel und Stellungnahmen von Fachgesellschaften zu TNA-Konzepten und zu weiterer telemedizinischer Unterstützung bei definierten Erkrankungen eingeschlossen. Die Expertenbefragung fand anhand eines schriftlichen Fragebogens mit offenen Fragestellungen statt. Hierbei sollen die zuvor herausgearbeiteten Unterschiede der einzelnen TNA-Konzepte eingeordnet und mögliche Erkenntnisse zu noch offenen Fragen erhalten werden. Es sollen Expertinnen und Experten aus dem Bereich der Rettungsleitstellen, ärztliche Leiterinnen und Leiter des Rettungsdienstes (ÄLRD), Notärzte und Notärztinnen und Notfallsanitäter und Notfallsanitäterinnen (NotSan) interviewet werden. Darüber hinaus werden ebenfalls Personen mit einer Leitungsfunktion in zentralen Notaufnahmen, die als wichtige Stakeholder für die weiterführende Patientenbehandlung angesehen werden können (Zimmermann et al., 2016), befragt. Die Antworten aus der Befragung werden anhand von Schlüsselwörtern und -formulierungen gruppiert. Hieraus wird ein induktives Kategoriensystem entwickelt (Hug & Poscheschnik, 2015). Ebenso sollen die Antworten zur Bewertung der einzelnen Systeme und zum Detektieren von Verbesserungspotentialen oder zum Aufzeigen möglicher Probleme beitragen. Darauf aufbauend werden die Unterschiede der TNA-Konzepte auf Basis der Qualitätsdimensionen diskutiert und Kernkriterien, die an TNA-Systeme gestellt werden, herausgearbeitet. Abschließend erfolgt ein Fazit mit der Beantwortung der eingangs gestellten Forschungsfrage, und es werden Vorschläge für die Ausgestaltung von TNA-Modellen für verschiedene Einsatzszenarien vorgestellt.

2 Präklinische Versorgung

In Deutschland ist grundlegend ein duales Rettungssystem etabliert, das in den Rettungsdienstgesetzen der Bundesländer fest integriert ist. Dieses zeichnet sich durch hochqualifizierte ärztlich und nichtärztlich besetzte Rettungsmittel aus. Der Rettungsdienst ist normativ auf der Ebene der Bundesländer gesetzlich verankert und föderal strukturiert (Gries et al., 2017). Dies resultiert aus den Artikeln 30 und 70 ff des Grundgesetzes zur konkurrierenden Gesetzgebung und der Aufgabenaufteilung zwischen dem Bund und den Bundesländern und folgt dem Subsidiaritätsprinzip (BMJV, 2019a).

Das heutige System entwickelte sich maßgeblich zum einen aus der Notwendigkeit, das therapiefreie Behandlungsintervall in der medizinischen Versorgung so kurz wie möglich zu halten, und zum anderen aus den Erfahrungen der präklinischen Versorgung in den 1950er und 1960er Jahren. Die steigende Anzahl der Verkehrstoten in den 1950er Jahren führte zu unterschiedlichen Lösungsansätzen. Im Jahr 1957 wurde ein mobiler Operationswagen in Betrieb genommen. Dieser war mit Chirurgen besetzt und konnte zum Unfallort ausrücken, um vor Ort ärztliche Expertise mit entsprechendem Equipment bereitzustellen. Für eine flächendeckende Anwendung war dieser Ansatz jedoch zu teuer. Zur gleichen Zeit wurde von Viktor Hoffmann und seinen Mitarbeiterinnen und Mitarbeitern ein anderes Konzept erarbeitet. Dieses sah eine schnellstmögliche Herstellung einer Transportfähigkeit von Notfallpatientinnen und Notfallpatienten sowie den darauffolgenden zügigen Transport in ein Krankenhaus vor. Damit wurde der Grundstein für den heutigen Rettungsdienst gelegt. Darauf aufbauend wurde 1964 in Heidelberg der erste Arztwagen, heute als Notarzteinsatzfahrzeug (NEF) bezeichnet, in Betrieb genommen. Somit konnten die Möglichkeiten des Rettungstransportwagens (RTW), mit seiner seit 1967 genormten Ausstattung, durch die ärztliche Expertise am Einsatzort ergänzt werden. Im Jahr 1970 kam, aus der Notwendigkeit heraus, die Transportdauer für schwerstverletzte Patientinnen und Patienten zu verkürzen, der erste Rettungstransporthubschrauber (RTH) zum Einsatz. Nach der deutschen Wiedervereinigung wurde das westdeutsche System ebenfalls in den Bundesländern der ehemaligen Deutschen Demokratischen Republik implementiert (Roth, 2018).

Die Aufgabe des Rettungsdienstes, der zur Daseinsvorsorge der Bevölkerung zählt, ist „die Rettung von Menschen in medizinisch bedingten Notsituationen." (Deutscher Bundestag, 2016, S.4) Dies spiegelt sich auch in der Definition des Deutschen Instituts für Normung e. V. (DIN) wider. Demnach ist der Rettungsdienst eine öffentliche Aufgabe, die in Krankentransport und Notfallrettung gegliedert ist und sowohl der Abwehr von medizinischen Gefahren als auch der Gesundheitsvorsorge dienen soll (Deutsches Institut für Normung e. V. (Hrsg.), 2015). Weiterhin ist der Rettungsdienst ein Teil der präklinischen Notfallversorgung. Diese wird darüber hinaus durch Ersthelfer, First Responder und dem Ärztlichen Bereitschaftsdienst (ÄBD) ergänzt. Ersthelfer sind zumeist unqualifizierte Laien, die als Notfallzeugen Erste Hilfe leisten. First Responder stellen ein Bindeglied zwischen professionellem Rettungsdienst und Ersthelfern dar und sollen durch qualifizierte Maßnahmen für eine Verkürzung des Intervalls ohne Maßnahmen bei Notfallpatientinnen und Notfallpatienten sorgen. Darauf folgt der Einsatz des Rettungsdienstes mit einer professionellen Notfallversorgung und dem anschließenden Transport zur nachfolgenden Behandlungseinrichtung, zumeist in ein Krankenhaus mit einer klinischen Notfallversorgung. Dieser Ablauf kann auch als Rettungskette bezeichnet werden und ist mit der Zuordnung zu den Bereichen der Notfallversorgung in Abbildung 1 dargestellt (Roth, 2018).

Abbildung 1: Ablauf Notfallversorgung

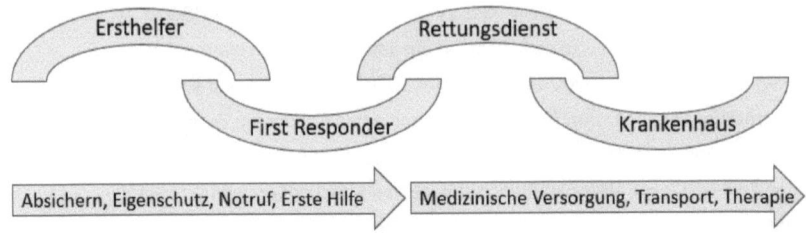

(Quelle: eigene Darstellung, in Anlehnung an Roth, 2018, S. 30 ff.)

Der ÄBD ist üblicherweise kein eigenständiges Glied in der Rettungskette. Er trägt jedoch als Notfallvertretung der niedergelassenen Hausärztinnen und Hausärzte außerhalb deren Sprechzeiten ebenfalls einen gewichtigen Teil zur medizinischen Notfallversorgung bei (Roth, 2018).

Im Bereich des Rettungsdienstes wurden im Erhebungszeitraum von 2012 bis 2013 pro Jahr 14,3 Mio. Einsatzfahrten in Deutschland durchgeführt. Hiervon fallen 5 Mio. Fahrten in den Bereich der notärztlichen Versorgung und wurden als Notarzteinsätze gewertet. Insgesamt sind ca. 60 % der angefallenen Einsatzfahrten dem Bereich der Notfallrettung zuzuordnen. Grundsätzlich steigt die Anzahl der Einsatzfahrten seit Beginn der statistischen Erhebungen 1994 kontinuierlich (Gbe-Bund, 2019b). Weiterhin können die Einsatzfahrten anhand der eingesetzten Rettungsmittel aufgeschlüsselt werden. Im Erhebungszeitraum von 2012 bis 2013 wurden demnach 18,2 % der Einsatzfahrten von einem NEF, 56,6 % von einem RTW, 23,9 % von einem Krankentransportwagen (KTW) und 0,9 % von einem RTH oder Intensivtransporthubschrauber (ITH) durchgeführt. Lediglich 0,4 % entfielen auf einen Notarztwagen (NAW) (Gbe-Bund, 2019a). Um die einzelnen Akteure im Rettungsdienst vorstellen zu können, werden nachfolgend zunächst die Rahmenbedingungen und die gesetzlichen Grundlagen des Rettungsdienstes in Deutschland beschrieben.

2.1 Organisation, Aufbau und gesetzliche Grundlagen

Der Rettungsdienst in Deutschland ist nach dem Prinzip des Föderalismus organisiert und unterliegt somit der Landesgesetzgebung (Czaplik & Bergrath, 2016). Hieraus resultiert, dass es in Bezug auf den Rettungsdienst nur wenige bundeseinheitliche gesetzliche Strukturen, Rahmenparameter und Systematiken gibt. In Deutschland finden drei unterschiedliche gesetzliche Varianten Anwendung. Eine mögliche Ausgestaltung ist ein integriertes Gesetz für die nichtpolizeiliche Gefahrenabwehr mit einzelnen Abschnitten zu Feuerwehr, Katastrophenschutz und Rettungsdienst. Ebenso finden sich eigene Rettungsdienstgesetze, um die gesetzlichen Vorgaben zu definieren, oder diese sind in eigenständigen Rettungsdienstgesetzen mit nachfolgenden Durchführungsverordnungen niedergeschrieben. Dies führt zu einer bundesweit heterogenen organisatorischen Konzeption des Rettungsdienstes. Zum einen finden sich Unterschiede in den gesetzlichen Vorgaben zu Hilfsfristen oder Bedarfsanforderungen. Zum anderen existieren verschiedene Möglichkeiten, die anfallenden Einsätze zu bedienen. In einigen Bundesländern wird zwischen einem Regelrettungsdienst, einem Spitzenbedarf an Einsatzmitteln für planbare Ereignisse und einem Sonderbedarf an Einsatzmitteln für plötzliche Ereignisse unterschieden. Für diese Sonderbedarfe gibt es jedoch keinen einheitlichen Sprachgebrauch. Ebenso ist die notwendige fachliche Qualifikation des Personals im Rettungsdienst für eine Besetzung der Einsatzmittel nicht bundeseinheitlich geregelt. Somit gibt es bundesweit unterschiedliche Voraussetzungen für Strukturen und Prozesse im Rettungsdienst (Roth, 2018). Jedoch kann bundesweit die Hilfsfrist als eine wichtige Kennzahl für lebensrettende Rettungseinsätze als Strukturmerkmal benannt werden. Die Hilfsfrist ist als Zeitspanne zwischen Notrufeingang bei der RLS und dem Eintreffen des ersten geeigneten Rettungsmittels am Notfallort definiert. Zu diesem wird im Regelfall, wegen der höheren räumlichen Dichte des Einsatzmittels, Anzahl und Verfügbarkeit im Vergleich zu NEF, ein RTW geschickt. Die Hilfsfrist ist deutschlandweit allerdings nicht einheitlich definiert und unterliegt der bereits thematisierten länderspezifischen Gesetzgebung. Die Hilfsfrist beträgt in Deutschland, sofern diese definiert ist, zwischen acht und 17 Minuten (Czaplik & Bergrath, 2016).

Grundlegend wird jedoch deutschlandweit zwischen Rettungseinsätzen und Krankentransporten oder Krankenfahrten differenziert. Für Krankenfahrten ist, anders als bei Krankentransporten, weder eine genormte Ausstattung noch besonders geschultes Personal notwendig. Bei einem Rettungseinsatz liegt ein medizinischer Notfall vor. Daher müssen entsprechend qualifiziertes Personal und ein genormter Krankenkraftwagen mit dem dafür vorgesehenen Material und Ausstattung zum Einsatz kommen (Deutscher Bundestag, 2016).

Der Rettungsdienst kann in ärztlich besetzte Einsatzmittel, im Regelfall NEF, und nichtärztlich besetzte Einsatzmittel unterteilt werden. Bei den Krankenkraftwagen wird je nach beabsichtigter Nutzung zwischen KTW (Typ A1, Typ A2 und Typ B) und RTW (Typ C) unterschieden. Dabei werden KTW im Regelfall von der RLS nicht zu Rettungs- bzw. Notfalleinsätzen disponiert, sondern stehen für den qualifizierten Krankentransport zur Verfügung. Diese Fahrzeuge unterliegen einer europäischen Norm. Die DIN EN 1789 definiert die Mindestanforderungen an Rettungsdienstfahrzeuge. Hierbei werden vier Krankenkraftwagen definiert: Krankenkraftwagen des Typs A1 dienen zur Beförderung von einem Nicht-Notfallpatienten oder Nicht-Notfallpatientin, beim Typ A2 können mehrere Nicht-Notfallpatientinnen oder Nicht-Notfallpatienten transportiert werden. Beim Krankenkraftwagen des Typs B ist zusätzlich medizinische Ausstattung, wie Medikamente oder Schienungsmaterial, vorhanden. Diese Ausstattungsanforderung wird beim Krankenkraftwagen des Typs C weiter erhöht. Für ein NEF existiert keine europaweit einheitliche Norm, da dieses Einsatzmittel eine Besonderheit im deutschen Rettungswesen darstellt. Die Ausgestaltung von NEF ist jedoch deutschlandweit einheitlich in der DIN 75079 definiert. Darüber hinaus werden für besondere Situationen und Ereignisse örtlich weitere Einsatzmittel vorgehalten, dies können u. a. RTW für adipöse Patientinnen und Patienten, aber auch RTH oder ITH sowie Intensivtransportwagen sein (Roth, 2018).

Der Rettungsdienst wird überwiegend durch die Kommunen als Träger der Leistung sichergestellt, wobei teilweise auch überregionale Zweckverbände existieren. Hierbei können sich Landkreise und kreisfreie Städte zur Aufgabenerfüllung zusammenschließen (Czaplik & Bergrath, 2016). Diese vergeben die eigentliche Leistungserbringung häufig an Hilfsorganisationen wie die Johanniter Unfallhilfe (JUH) oder das Deutsche Rote Kreuz (DRK) (Piedmont, Brammen, Branse, Focke, Kast & Robra, 2018). Es ist jedoch auch möglich, dass Kommunen die Leistungen und Tätigkeiten unter Zuhilfenahme der eigenen Organisationseinheiten, wie Berufsfeuerwehren oder eigene Angestellte, erbringen (Gries et al., 2017). Für die Vergabe und Abrechnung der rettungsdienstlichen Leistungen können unterschiedliche Strukturen gewählt werden. Die Kommune kann im *Kommunalen Modell* die Leistung selbst erbringen und gegenüber den Kostenträgern abrechnen oder im *Submissionsmodell* bzw. *Konzessionsmodell* nach europäischen Anforderungen die Leistungserbringung ausschreiben. Im *Konzessionsmodell* rechnen die Leistungserbringer selbst mit den Kostenträgern ab, wohingegen im *Submissionsmodell* die Leistungserbringer mit dem Träger des Rettungsdienstes abrechnen (Roth, 2018).

Im Gegensatz zu anderen medizinischen Versorgungsmöglichkeiten, wie dem ÄBD oder den Krankenhäusern, zählt der Rettungsdienst nicht zu den Leistungserbringern im Gesundheitswesen. Somit werden die Kosten des Rettungsdienstes nicht als Behandlungskosten, sondern als Fahrkosten bzw. Krankentransportleistungen vergütet. Hieraus resultiert nach § 135a des Fünften Buches Sozialgesetzbuch, dass für den Rettungsdienst keine bundeseinheitliche und grundsätzliche Verpflichtung zur Qualitätssicherung (QS) besteht (BMJV, 2019b). Jedoch wird in der Landesgesetzgebung die Verantwortung für die QS oft der oder dem ÄLRD übertragen und diese Funktion mit entsprechenden rechtlichen Befugnissen ausgestattet (Aniset et al., 2011).

Für eine bedarfsgerechte Alarmierung, Disposition und Steuerung der zuvor genannten Rettungsmittel ist die jeweilige RLS zuständig (Hackstein, Lenz & Marung, 2015). Diese

Einrichtung soll nachfolgend dargestellt werden, bevor eine detaillierte Beschreibung der nichtärztlichen und ärztlichen Berufsgruppen und weiterer beteiligter Stellen in der präklinischen Notfallversorgung folgt.

2.2 Rettungsleitstelle

Über die europaweit einheitliche Notrufnummer 112 bearbeiten die ca. 280 RLS in Deutschland alle eingehenden nichtpolizeilichen Notrufe und weitere Hilfeersuchen. Sie leiten die entsprechenden und geeigneten Maßnahmen zur Hilfe und Unterstützung der Notrufenden ein. Durch das zuvor thematisierte föderale Prinzip fehlt den RLS ein einheitlicher Organisationsstandard. Deutschlandweit finden sich sowohl integrierte Leitstellen, die rettungsdienstliche und feuerwehrtechnische Aufgaben bearbeiten, als auch kooperative Leitstellen, die darüber hinaus noch eine enge Verzahnung mit der Polizei aufweisen (Hackstein, Lenz & Marung, 2015). Vereinzelt existieren jedoch auch getrennte Leitstellen für die Feuerwehr und den Rettungsdienst (Hackstein & Sudowe, 2017). Dennoch können grundsätzlich einheitliche Aufgaben und Anforderungen an RLS definiert werden. Zu diesen allgemeinen Aufgaben zählen die Annahme von Hilfeersuchen, eine Selektion und Alarmierung von geeigneten Einsatzmitteln, die Unterstützung der Einsatzmittel während und nach dem Einsatz, die Bereitstellung der Informationen von weiteren übergeordneten oder nachgeordneten Stellen sowie die umfassende Dokumentation der Tätigkeiten und des Einsatzgeschehens (Hackstein, Lenz & Marung, 2015).

In RLS werden zumeist medizinische Anliegen bearbeitet, auf diese Aufgabe entfällt infolgedessen auch der größte Teil der Arbeitsleistung dieser Stellen. Eine Hochrechnung von validen Daten ergab, dass 2013 ca. 12,0 Mio. rettungsdienstliche Einsätze stattfanden, die durch RLS in Deutschland koordiniert und bearbeitet wurden. Diese resultieren aus den bei RLS eingehenden Hilfeersuchen. Im Mittel gehen an einem Wochentag bundesweit ca. 36000 solcher Ersuchen bei RLS ein (Schmiedel, 2015). Das Abarbeiten dieser Hilfeersuchen stellt den Kernprozess einer RLS dar. Zu diesem Kernprozess zählen die Annahme des Hilfeersuchens und die darauffolgende Auswahl, Disposition und Alarmierung von geeigneten Einsatzmitteln sowie eine fortwährende Unterstützung während und nach dem Einsatz. Eine möglichst lückenlose Dokumentation von einsatzrelevanten Daten ist hierbei für die Einsatzbearbeiterinnen und Einsatzbearbeiter obligatorisch (Dax, Fabrizio & Hackstein, 2016). Die Auswahl und Disposition eines arztbesetzten Rettungsmittels durch die RLS oder eine Nachforderung eines bzw. einer NA durch ein nichtärztlich besetztes Rettungsmittel erfolgt anhand eines bundesweit gültigen Notarztindikationskataloges (Gries et al., 2017). Dieser wurde von der Bundesärztekammer 2013 überarbeitet und als eine Handreichung für Telefondisponentinnen und Telefondisponenten in Notdienstzentralen und RLS im Deutschen Ärzteblatt veröffentlicht. Hierbei wird für eine primäre NA-Alarmierung durch die RLS in zwei Bereiche unterschieden: Zum einen werden Patientenzustände definiert, für die sofort ein oder eine NA zu entsenden ist, zum anderen werden generelle Notfallsituationen dargestellt, die eine primäre NA-Alarmierung erfordern. Somit muss das Leitstellenpersonal bei solchen Notfallsituationen, zusätzlich zu den weiteren benötigten Rettungsmitteln, sofort einen oder eine NA alarmieren. Von dieser Regel darf nur in begründeten Einzelfällen abgewichen werden (BÄK, 2013). Nachfolgend ist in Tabelle 1 der Notarztindikationskatalog dargestellt, um einen detaillierten Überblick über die NA-Alarmierung zu erhalten.

Tabelle 1: Notarztindikationskatalog

Patientenzustandsbezogene Indikationen		
Vitalfunktion	**Patientenzustand**	**Beispielerkrankung oder Verletzung**
Bewusstsein	Kein adäquates Reagieren auf Ansprache oder Rütteln.	Krampfanfall, Koma, Vergiftung, Schlaganfall, Schädel-Hirn-Trauma.
Atmung	Keine normale Atmung oder ausgeprägte/zunehmende Atemnot.	Asthmaanfall, Lungenödem, Aspiration.
Kreislauf	Kreislaufstillstand, ausgeprägte/zunehmende Kreislaufinsuffizienz oder akuter Brustschmerz.	Akutes Koronarsyndrom, Schock, Herzinfarkt, hypertone Krise, Herzrhythmusstörung.
Sonstige Vitalbedrohung	Schwere Verletzung/Blutung, akute Lähmung.	Thorax-/Bauchtrauma, größere Amputationen, Schlaganfall.
Schmerz	starke akute Schmerzen oder zunehmende Schmerzen	Trauma, Kolik, Herzinfarkt.
Notfallbezogene Indikationen		
Schwerer Verkehrsunfall mit Hinweis auf Verletzte oder Unfall mit Kindern		
Sonstiger Unfall mit Schwerverletzten		
Brände/Rauchgasentwicklung oder Explosionsunfälle mit Hinweis auf Personenbeteiligung		
Thermische oder chemische Unfälle mit Hinweis auf Personenbeteiligung		
Strom-, Blitz-, Ertrinkungs- oder Tauchunfälle sowie Eiseinbruch		
Einklemmung, Verschüttung oder Sturz aus großer Höhe (ab drei Meter)		
Drohender Suizid oder Vergiftung mit vitaler Gefährdung		
Schuss-, Stich- oder Hiebverletzungen im Kopf-, Hals- oder Rumpfbereich		
Geiselnahme, Amoklage oder sonstige Verbrechen mit unmittelbarer Gefahr für Menschenleben		
Unmittelbar einsetzende oder stattgefundene Geburt		

(Quelle: eigene Darstellung, in Anlehnung an BÄK, 2013, S. 521)

Eine Notrufabfrage in RLS kann unterschiedlich strukturiert und organisatorisch durchgeführt werden. Hieraus ergeben sich verschiedene Interpretationsspielräume für die Einsatzmittelauswahl und die NA-Alarmierung (DGAI, 2016). Bei einer standardisierten Notrufabfrage werden dem oder der Notrufenden definierte Fragen in einer festgelegten Reihenfolge gestellt. Der Leitstellendisponent oder die Leitstellendisponentin erhält am Ende des Notrufabfrageprozesses ein Ergebnis, das darüber entscheidet, welche Einsatzmittel alarmiert werden. Dies erfolgt softwareunterstützt und hat zum Ziel, bei ähnlichen Situationen eine gleichbleibende Qualität und somit auch eine gleichbleibende Einsatzmittelauswahl zu erhalten. Bei einer strukturierten Notrufabfrage wird der Leitstellendisponent oder die Leitstellendisponentin bei Bedarf durch eine Software unterstützt, damit relevante Parameter bei der Notrufabfrage standardmäßig erhoben werden. Darüber hinaus werden die Abfragenden mit wichtigen Zusatzinformationen zum jeweiligen Notfallbild versorgt. So kann den Notfallzeuginnen und Notfallzeugen z. B. telefonisch eine Anleitung zur Ersten Hilfe oder auch zur Reanimation gegeben werden sowie auf mögliche Gefahren aufmerksam gemacht werden. Die Unterstützungsmöglichkeiten können hierbei situativ zum Einsatz kommen. Jedoch findet in einigen RLS eine Abfrage ohne festgelegte Struktur statt, wobei der Leitstellendisponent oder die Leitstellendisponentin individuell auf die Notrufsituation eingehen und notwendige Informationen abfragen kann. Dies birgt jedoch die Gefahr, dass notwendige Informationen nicht abgefragt werden und hierdurch der weitere Einsatzverlauf negativ beeinflusst wird. Die Qualität der freien Notrufabfrage ist somit abhängig von der abfragenden Person. Als zielführend hat sich jedoch die standardisierte oder strukturierte Notrufabfrage erwiesen, um eine aktive Gesprächsführung zu initialisieren und somit die relevanten Informationen von den Notrufenden zu erhalten. Somit können bedarfsgerecht die notwendigen Einsatzmittel alarmiert und vorab telefonische Hilfestellungen für die Notfallzeuginnen und Notfallzeugen bereitgestellt werden (Hackstein & Sudowe, 2017).

2.3 Nichtärztliches Personal

Für einen Rettungseinsatz, der sich aus einem Notrufgespräch ergeben kann, und die präklinische Notfallversorgung mit nachfolgendem adäquatem Transport von Patientinnen und Patienten stellt der RTW das übliche Transportmittel dar. Dieser ist in den meisten Bundesländern mindestens mit einer Rettungssanitäterin oder einem Rettungssanitäter als Fahrerin oder Fahrer und zur Unterstützung bei der Versorgung und Stabilisierung der Patientinnen und Patienten besetzt. Die medizinisch verantwortliche Person in einem RTW muss die Qualifikation NotSan vorweisen. Die NotSan tragen sowohl die Transport- als auch die medizinische Verantwortung bis zur Patientenübergabe an eine Ärztin oder einen Arzt (Czaplik & Bergrath, 2016). Da aktuell eine Übergangsfrist zwischen den Berufsbildern des Rettungsassistenten (RettAss) und des NotSan gilt, können anstatt NotSan auch RettAss als verantwortliche Personen im RTW eingesetzt werden (BMJV, 2019c). Somit soll nachfolgend auf beide Berufsbilder eingegangen werden.

Als Einstieg in den Rettungsdienst kann die Qualifikation zur Rettungshelferin oder zum Rettungshelfer angesehen werden. Personen mit dieser Ausbildung werden in den meisten Bundesländern zum Fahren von KTW eingesetzt. Grundkenntnisse im Umgang mit Patientinnen und Patienten werden ihnen in insgesamt 320 Stunden theoretischer und praktischer Schulung vermittelt (Sefrin, 2013).

Darauf aufbauend kann die Qualifikation zur Rettungssanitäterin oder zum Rettungssanitäter erlangt werden. Als Fahrerin oder Fahrer und zur Unterstützung der Transportführerin oder des Transportführers eines RTW wird in den meisten Bundesländern eine solche Ausbildung gesetzlich gefordert. Die thematische Ausrichtung dieser Ausbildung ist landesspezifisch geregelt, folgt jedoch üblicherweise den 1977 durch den Bund-Länder-Ausschuss *Rettungswesen* definierten Grundsätzen. Die Ausbildung dauert zumeist 520 Stunden und gliedert sich in theoretische und praktische Inhalte mit einer abschließenden Prüfung. Ziel dieser Ausbildung ist die Befähigung, Maßnahmen durchzuführen, um Vitalfunktionen aufrechtzuerhalten, und akute lebensbedrohliche Patientenzustände, wie Atemstillstand, zu erkennen (Sefrin, 2013; Roth, 2018).

Das erste bundeseinheitlich anerkannte Berufsbild im Rettungsdienst war von 1989 bis 2014 die bzw. der RettAss (Roth, 2018). Diese Ausbildung war in zwei Blöcke gegliedert. Zunächst musste ein Lehrgang, bestehend aus einem theoretischen und praktischen Teil von insgesamt 1200 Stunden mit abschließender staatlicher Prüfung, erfolgreich bestanden werden. Daran schloss eine praktische Tätigkeit, das Anerkennungsjahr, mit mindestens 1600 Stunden an. Es war hierbei jedoch möglich, gewisse Elemente aus früheren Ausbildungen anerkennen zu lassen und die Ausbildungsdauer somit zu verkürzen. Im Rahmen des Lehrgangs sollte den RettAss das Wissen und Können vermittelt werden, um als Helferin oder Helfer von der Ärztin oder vom Arzt tätig zu werden. Weiterhin soll die Ausbildung dazu befähigen, lebensrettende Maßnahmen bis zur Behandlungsübernahme durch eine Ärztin oder einen Arzt durchzuführen und lebenswichtige Körperfunktionen zu überwachen und aufrechtzuerhalten. Eine Herstellung der Transportfähigkeit von Notfallpatientinnen und -patienten gehörte ebenso zum Aufgabenspektrum der RettAss, des Weiteren auch die Beförderung bedürftiger Personen unter sachgerechter Betreuung (BMJV, 2007).

Auf diese Ausbildung aufbauend wurde mit Gültigkeit vom 01.01.2014 die aktuell höchste bundesweite nichtärztliche Qualifikation im Rettungsdienst, die dreijährige Ausbildung zur oder zum NotSan, eingeführt und löste das Berufsbild der oder des RettAss ab. Diese Ablösung findet innerhalb einer gesetzlich verankerten Übergangsfrist, die nicht bundeseinheitlich geregelt ist, statt. Während dieser ist es ausgebildeten RettAss

möglich, durch eine Ergänzungsprüfung mit vorherigem Lehrgang die Berufsbezeich-
nung NotSan zu erlangen. Die Dauer des dafür notwendigen Lehrgangs richtet sich nach
der bisherigen Berufserfahrung als RettAss (BMJV, 2019c). Die regelhafte Ausbildung
zur oder zum NotSan kann in Voll- oder Teilzeit sowie berufsbegleitend absolviert werden. Eine Vollzeitausbildung ist in drei Teile gegliedert: Die theoretische und praktische
Ausbildung im Rahmen von Unterricht an einer dafür zugelassenen Schule umfasst 1920
Stunden. Hierbei liegt ein besonderer Schwerpunkt auf der Diagnostik und Therapie sowie auf dem Abwenden von lebensbedrohlichen Zuständen bis zur Behandlungsübernahme durch eine Ärztin oder einen Arzt. Ein weiterer Ausbildungsteil ist die praktische
Ausbildung auf einer Lehrrettungswache mit einem Umfang von 1960 Stunden. Während
dieser Zeit liegt der Fokus auf der praktischen Umsetzung des zuvor angeeigneten Wis-
sens. Der dritte Ausbildungsabschnitt besteht in der praktischen Ausbildung in geeigneten Krankenhäusern. Dieser ist mit insgesamt 720 Stunden angelegt und soll zur praktischen Umsetzung von erlernten pflegerischen und medizinischen Fähigkeiten dienen.
Die Ausbildung schließt mit einer staatlichen Prüfung ab. Diese ist in einen schriftlichen,
mündlichen und praktischen Teil gegliedert (BMJV, 2019d).

Ziele dieser Ausbildung sind im § 4 des *Gesetzes über den Beruf der Notfallsanitäterin
und des Notfallsanitäters* detailliert beschrieben (BMJV, 2019c). Der Fokus wird zum
einen auf eine eigenverantwortliche Durchführung der medizinischen Notfallversorgung
gelegt, zum anderen auf das Erkennen von Einsatzlagen im Kontext der jeweiligen Situation. Weiterhin wird ebenfalls als Ziel definiert, dass NotSan auch in der Lage sein sollen, erlernte invasive Maßnahmen bis zur Behandlungsübernahme durch eine Ärztin
oder einen Arzt durchzuführen, um lebensbedrohliche Zustände oder wesentliche Fol-
geschäden für die Patientinnen und Patienten zu verhindern. Weiterhin sollen die Not-
San durch Ärztinnen und Ärzte delegierte Maßnahmen eigenständig durchführen können. Ebenso wird als Ausbildungsziel eine eigenständige Umsetzung von heilkundlichen
Maßnahmen, die durch die bzw. den zuständige bzw. zuständigen ÄLRD oder eine entsprechend verantwortliche Person vorgegeben wurden, genannt (BMJV, 2019c). Dies
konkurriert jedoch mit der aktuellen gesetzlichen Grundlage zur Ausübung von heilkundlichen Maßnahmen. Diese obliegen den Ärztinnen und Ärzten und dürfen ohne Delegation nicht regelhaft von nichtärztlichem Personal durchgeführt werden (Rossaint et al.,
2017). Eine detaillierte Auseinandersetzung mit dieser Thematik ist nicht Gegenstand
dieser Arbeit. Grundsätzlich besteht für das im Rettungsdienst tätige nichtärztliche Personal eine jährliche Fortbildungspflicht. Der Umfang und die inhaltliche Ausgestaltung
werden landesspezifisch in den Rettungsdienstgesetzen geregelt (Roth, 2018). In nach-
folgender Tabelle ist die Ausbildungsdauer der im Rettungsdienst tätigen nichtärztlichen
Personen dargestellt.

Tabelle 2: Ausbildungsdauer nichtärztliches Personal im Rettungsdienst

Qualifikation	Ausbildungsdauer	Anerkanntes Berufsbild
Rettungshelferin oder Rettungshelfer	320 Stunden	nein
Rettungssanitäterin oder Rettungssanitäter	520 Stunden	nein
Rettungsassistentin oder Rettungsassistent	2800 Stunden	ja, zweijährige Ausbildung
Notfallsanitäterin oder Notfallsanitäter	4600 Stunden	ja, dreijährige Ausbildung

(Quelle: eigene Darstellung, in Anlehnung an BMJV, 2007, S. 3f; BMJV, 2019d, S.1; Sefrin, 2013, S. 547)

2.4 Ärztliches Personal

Die deutsche notärztliche Versorgung findet regelhaft mittels NEF statt und folgt somit dem Rendez-vous-System. Demgemäß treffen sich RTW und NEF, die von unterschied-lichen Orten ausrücken können, an der Einsatzstelle. Ebenso besteht die Möglichkeit, falls die Notfallpatientin oder der Notfallpatient mit dem RTW bereits auf dem Weg in eine Klinik ist, auch unterwegs ein Treffen zwischen RTW und NEF zu realisieren. Ein NEF ist im Regelfall mit einem NotSan oder RettAss als Fahrerin oder Fahrer und einem NA, der für alle medizinischen Belange die Verantwortung trägt, besetzt (Czaplik & Ber-grath, 2016). Jedoch existieren im deutschen Rettungsdienst neben NA weitere ärztliche Funktionen, wie die ÄLRD oder die Leitenden NA (Aniset, Wulf, Wranze & Kill, 2011). Diese sollen nachfolgend, neben den NA, mit den dafür notwendigen Qualifikationen und den an diese Personengruppen gestellten Anforderungen dargestellt werden.

Um der zunehmenden Komplexität in der Notfallmedizin Rechnung zu tragen, wurde durch die Bundesärztekammer 2003 über den Deutschen Ärztetag eine Musterweiterbil-dungsverordnung zum Erlangen der Zusatzbezeichnung *Notfallmedizin* eingeführt. Dies sollte den zuvor geltenden Fachkundenachweis *Rettungsdienst* ablösen. Jedoch sind sowohl für die ärztlichen Weiterbildungen als auch für die rettungsdienstliche Gesetzge-bung mit den Anforderungen an das eingesetzte Personal die einzelnen Länder und nicht der Bund zuständig. Demnach obliegt die Umsetzung der ärztlichen Weiterbildun-gen der jeweiligen Landesärztekammer und die notwendigen rechtlichen Rahmenbedin-gungen den Gesetzgebern auf Landesebene. Die Bundesärztekammer fordert für die Zusatzbezeichnung *Notfallmedizin* eine wenigstens 24-monatige Weiterbildung im Be-reich der stationären Patientenversorgung mit mindestens einem sechsmonatigen Anteil in der Intensivmedizin, Anästhesie oder Notaufnahme. Darauf folgen ein 80-stündiger Kurs *Notfallmedizin* und eine praktische Durchführung von 50 NA-Einsätzen unter Su-pervision. In einigen Bereichen schließt diese Zusatzqualifikation mit einer mündlichen Prüfung ab. Nach erfolgreichem Abschluss der Weiterbildung darf die Person als NA eigenverantwortlich tätig werden. Eine über die allgemeine ärztliche Fortbildungspflicht hinausgehende einheitliche Regelung zur notärztlichen Fort- und Weiterbildung ist nicht etabliert, dies sollte jedoch insbesondere im Kontext der Weiterentwicklung von Leitlinien und im routinierten Umgang mit manuellen Fertigkeiten angestrebt werden (Reifferscheid, Harding & Hossfeld, 2016).

Aufbauend auf den Qualifikationen der NA übernehmen Leitende NA oder ÄLRD Führungs- und Leitungsfunktionen. Die Leitenden NA sind im Einsatzfall bei größeren Schadenslagen für die medizinische Versorgung verantwortlich und unterstützen als Fachberatende die Gesamteinsatzleitung. Ebenso können Leitende NA präventiv an der Planung von Gefahrenabwehrkonzepten mitwirken. Sie sind in einem solchen Einsatzfall für die Leitung und Koordination aller medizinischen Maßnahmen verantwortlich. Für die Qualifikation zur oder zum Leitenden NA gibt es kein einheitliches oder regelhaftes Vorgehen. Jedoch wurden 1988 durch die Bundesärztekammer Empfehlungen für diese Fortbildung ausgesprochen. Es wurde gefordert, dass dieser Personenkreis regelmäßig im Rettungsdienst als NA tätig sein und an einer speziellen Fortbildung mit einem Umfang von 40 Stunden teilnehmen soll (Aniset et al., 2011).

Die ÄLRD sind im Vergleich zu Leitenden NA administrativ und organisatorisch tätig. Sie kontrollieren den entsprechenden rettungsdienstlichen Bereich und sind in allen medizinischen Angelegenheiten gegenüber den am Rettungsdienst beteiligten Organisationen und dem nichtärztlichen Personal weisungsbefugt. Ebenso sind sie den ärztlichen Personen in medizinisch-organisatorischen Aspekten vorgesetzt und treffen diesbezüglich Anordnungen. Zu den Kernaufgaben der ÄLRD werden Forschung, Gremienarbeit, Arbeitsmedizin, Hygiene, Aus- und Fortbildung, Einsatzplanung, Einsatzbewältigung und QS gezählt. Jedoch ist hier im bundesweiten Überblick ebenfalls eine große Heterogenität bezüglich der Aufgabenzuordnung und der Qualifikationsanforderungen festzustellen (Aniset et al., 2011). Nachfolgend werden die dargestellten ärztlichen Personengruppen im Rettungsdienst mit ihren jeweiligen Aufgaben einander gegenübergestellt.

Abbildung 2: Ärztliche Personengruppen im Rettungsdienst

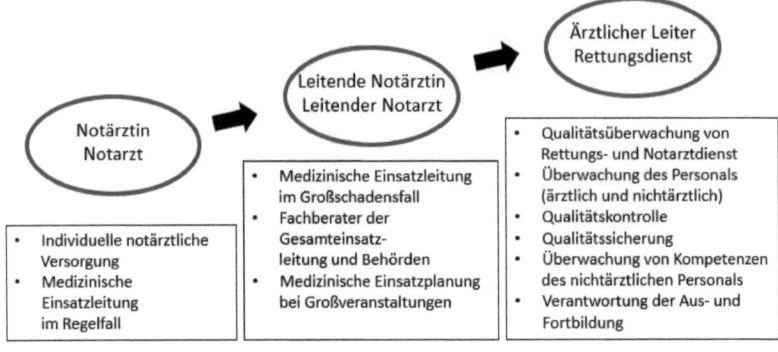

(Quelle: eigene Darstellung, in Anlehnung an Aniset et al., 2011, S. 399)

Jedoch führt eine zunehmende Inanspruchnahme des etablierten deutschen Rettungssystems zu einer steigenden Auslastung der NA und somit zu einer geringeren Verfügbarkeit im Bedarfsfall (Koncz et al., 2019). Dies wird durch die Entwicklung bei der Dauer bis zum Eintreffen einer oder eines NA nach Alarmierung durch die zuständige RLS unterstrichen. In diesem Zusammenhang ist im Zeitraum von 1995 bis 2012/2012 ein starker Anstieg der Eintreffzeit zu beobachten. So erreichte 1995 ein ärztlich besetztes Rettungsmittel nach durchschnittlich 18,6 Minuten den Einsatzort, während im Erhebungszeitraum 2012 und 2013 dieses Zeitintervall auf 28,2 Minuten angestiegen ist (Marx et al., 2019). Weiterhin ist die Besetzung von Notarztdiensten, bedingt durch den Fachkräftemangel, zunehmend schwieriger. Dies ist insbesondere in ländlich geprägten Gebieten wahrzunehmen (Koncz et al., 2019). Dieser Personalmangel im ärztlichen Bereich wird ebenfalls durch die Ausführungen der Deutschen Gesellschaft für Anästhesiologie und Intensivmedizin (DGAI) bestätigt. Hier wird prognostiziert, dass im Jahr 2030 über 100 000 Ärztinnen und Ärzte in Deutschland fehlen werden (Marx et al., 2019). Diese Aspekte können dazu führen, dass die Besetzung der NA-Dienste schwieriger wird und somit die Notarztverfügbarkeit im deutschen Rettungsdienst reduziert wird (Koncz et al., 2019).

Nachdem die ärztlichen Personengruppen im Rettungsdienst mit den jeweiligen Aufgaben und den vorherrschenden Problemen beschrieben wurden, werden im folgenden Gliederungspunkt ärztliche Schnittstellen zum Rettungsdienst dargestellt.

2.5 Schnittstellen in der präklinischen Versorgung

Die ambulante Krankenversorgung in Deutschland folgt dem Prinzip der freien Arztwahl für krankenversicherte Personen. Demzufolge können Patientinnen und Patienten die

Ärztin oder den Arzt nach Belieben auswählen. Dabei stellen Hausärztinnen und Hausärzte das zentrale Behandlungsinstrument für Patientinnen und Patienten dar und koordinieren bei Bedarf die weiterführende Versorgung. Jedoch können Versicherte sich auch direkt an eine Fachärztin oder einen Facharzt wenden. Vorherrschende Organisationsformen in der ambulanten medizinischen Versorgung sind Arztpraxen, medizinische Versorgungszentren oder ambulante Leistungen von Krankenhäusern (Rosenbrock & Gerlinger, 2014). Außerhalb der Sprechzeiten der niedergelassenen Ärztinnen und Ärzte übernimmt der ÄBD die dringliche medizinische Versorgung der Bevölkerung und dient als Ersatz für die hausärztliche Versorgung. Hierbei wird die Behandlung entweder in einer Praxis des ÄBD oder bei den Patientinnen und Patienten zuhause durchgeführt. Die Telefonzentrale des ÄBD ist jedoch für Auskünfte und Terminvereinbarungen durchgehend besetzt (Kassenärztliche Bundesvereinigung, 2020). Je nach vorliegendem Krankheitsbild oder Verletzungsmuster können die ambulanten Ärztinnen und Ärzte eine stationäre Einweisung, auch unter Inanspruchnahme des Rettungsdienstes, veranlassen (Rosenbrock & Gerlinger, 2014).

Im Bereich der stationären Krankenversorgung ist die Einweisung durch eine Vertragsärztin oder Vertragsarzt für eine Aufnahme und Behandlung von Patientinnen und Patienten, abgesehen von Notfällen, notwendig (Rosenbrock & Gerlinger, 2014). Als Notfälle können Patientinnen und Patienten bezeichnet werden, die pathologische, psychische oder somatische Veränderungen aufweisen, für die eine sofortige medizinische Behandlung als notwendig erachtet wird. In der Versorgung dieser Personen nehmen Krankenhäuser eine zentrale Position ein. Hierbei stellt die Zentrale Notaufnahme (ZNA) das Bindeglied zwischen präklinischer und innerklinischer Notfallversorgung dar (Zimmermann et al., 2016).

Aus organisatorischen, medizinischen und strukturellen Notwendigkeiten entwickelte sich aus dezentralen und fachbezogenen Notaufnahmen in den meisten Krankenhäusern eine fachübergreifende ZNA. Diese dient als interdisziplinäre Anlaufstelle für den Rettungsdienst, für Einweisungen aus dem ambulanten Sektor und für Patientinnen und Patienten, die selbstständig und nach eigenem Ermessen das Krankenhaus zur Behandlung aufsuchen. Ohne ZNA wäre es bei einer Einweisung zwingend notwendig, die Patientinnen und Patienten einem medizinischen Fachbereich zuzuweisen. Durch die Etablierung einer ZNA kann eine interdisziplinäre Erstbehandlung der eingewiesenen Personen nach medizinischer Indikation durchgeführt werden. Eine ZNA bietet für die Patientenversorgung noch weitere Vorteile. Durch eine Optimierung der Behandlungs- und Versorgungsprozesse ist die Notfallversorgung effizienter. Es entfallen innerklinische Patiententransporte zu Konsilaruntersuchungen, da diese in den Räumlichkeiten der ZNA stattfinden können. Ebenso sind in einer ZNA alle notwendigen medizinischen und diagnostischen Möglichkeiten für eine Notfallversorgung des jeweiligen Krankenhauses zugänglich. Dies minimiert die Behandlungszeit von Notfällen. Darüber hinaus können durch eine ZNA im Vergleich zu einer dezentralen Lösung Kosten für ein Krankenhaus gesenkt werden, da Doppelvorhaltungen von Medizintechnik, Infrastruktur und Personal entfallen. Deutschlandweite einheitliche Strukturen und Qualifikationsstandards von medizinischem und pflegerischem Personal in ZNA sind nicht etabliert. Sie sind abhängig von der Größe und dem Versorgungsauftrag des jeweiligen Krankenhauses. So besteht die Möglichkeit, in einer ZNA fachspezifische oder fachübergreifende Ärztinnen und Ärzte einzusetzen. Ebenso finden sich unterschiedliche Organisationsformen. Die ZNA kann eine selbstständige Organisationseinheit eines Krankenhauses darstellen oder als nichtselbstständige Einheit an die einzelnen medizinischen Fachrichtungen eines Krankenhauses angegliedert sein (Mayer & Debatin, 2011).

Für eine bestmögliche klinische Patientenversorgung sollten bereits zum Zuweisungszeitpunkt wichtige Informationen über die Notfallpatientin oder den Notfallpatienten von der zuweisenden Person an die ZNA übermittelt werden. Dies gilt nicht nur für schwerwiegende Tracerdiagnosen wie Reanimation, Polytrauma oder Schlaganfall, sondern ebenso für alle weiteren Notfälle. Nur so können eine reibungslose Notfallbehandlung und zielführende Patientenübernahme durch die ZNA initialisiert werden. Diese Informationen sind entweder in einem etablierten Arzt-Arzt-Gespräch oder über festgelegte technische Wege zu übermitteln. Diese Informationen können im medizinischen, infektiologischen und organisatorischen Bereich von Bedeutung sein, um in einer ZNA notwendige Vorbereitungen vor Ankunft der Patientin oder des Patienten zu treffen. Somit ist der möglichst genaue Eintreffzeitpunkt eine ebenso wichtige Kerninformation für eine ZNA wie die Darlegung des medizinischen Zustandes der Notfallpatientinnen und Notfallpatienten. Nach dem Eintreffen in einer ZNA werden die Patientinnen und Patienten üblicherweise triagiert, um sie nach Behandlungsdringlichkeit versorgen zu können. Diese Kategorisierung kann anhand anerkannter Systeme, wie das *Manchester-Triage-System* oder der *Emergency-Severity-Index*, geschehen. Nach erfolgter Notfallbehandlung wird über die Weiterbehandlung der Patientinnen und Patienten entschieden. So können sie in den ambulanten Sektor verwiesen oder stationär aufgenommen werden (Zimmermann et al., 2016).

Um darstellen zu können, wie sich der Einsatz von Telemedizin möglicherweise positiv auf die Versorgung und Übergabe von Notfallpatientinnen und Notfallpatienten an die nachfolgenden Versorgungsmöglichkeiten auswirkt, wird zunächst der Begriff der Qualität im Rettungsdienst erläutert.

2.6 Qualität in der präklinischen Versorgung

Qualität in der medizinischen Versorgung lässt sich als Ganzes nur schwer messen und einordnen. Daher wird die zu erbringende Qualität in der medizinischen Versorgung in drei Dimensionen gegliedert und die jeweiligen zugehörigen Qualitätsaspekte anhand von Kriterien einzeln gemessen. Diese Teilqualitäten können daraufhin zusammengefasst und die Qualität der medizinischen Leistungen bewertet werden. Es wird in Struktur-, Prozess- und Ergebnisqualität unterschieden (BMG, 2006). Diese einzelnen Dimensionen werden nachfolgend anhand der Definitionen des Bundesministeriums für Gesundheit dargestellt. Jedoch kann der Begriff Qualität allgemein als der *„Grad, in dem ein Satz inhärenter Merkmale eines Objekts Anforderungen erfüllt"* (Deutsches Institut für Normung e. V. (Hrsg.), 2019, S. 45) definiert werden. Somit ist Qualität subjektiv. Der Grad, zu dem die Anforderungen und Ansprüche der Anwenderinnen bzw. Anwender oder der Kundschaft an das Produkt oder die Dienstleistung erfüllt wird, gibt die Höhe der jeweiligen Produkt- oder Dienstleistungsqualität an (Deutsches Institut für Normung e. V. (Hrsg.), 2019).

Die Qualitätsdimensionen, die bereits 1966 von Donabedian beschrieben wurden, orientieren sich an relevanten Merkmalen im Gesundheitswesen (Hensen, 2019). Die Strukturqualität beurteilt die Voraussetzungen zur Durchführung einer entsprechenden medizinischen Leistung. Hiermit sind z. B. notwendige Personalqualifikationen, Finanzierungssysteme und Ausstattungen der Einrichtungen, also die strukturellen Gegebenheiten, gemeint (BMG, 2006). Demnach zählen personenbezogene Voraussetzungen, materielle und organisatorische Elemente zur Dimension der Strukturqualität. Diese können mit den Produktionsfaktoren bzw. Inputfaktoren aus der Betriebswirtschaft verglichen werden (Hensel, 2019).

Prozessqualität bezieht sich auf die eigentlichen Abläufe (BMG, 2006). *„Eine hohe Prozessqualität bedeutet, dass das Richtige rechtzeitig und gut getan wird."* (BMG, 2006, S. 172) Demnach setzt eine hohe Prozessqualität eine Leistungserbringung anhand aktueller Leitlinien und anerkannter Standards sowie funktionierende Arbeitsabläufe voraus (BMG, 2006). Hierbei liegt der Fokus auf der Beurteilung aller Aktivitäten zur entsprechenden Leistungserbringung, wozu auch alle Unterstützungsprozesse und Teilprozesse, die zur Leistungserbringung notwendig sind, gehören. Somit wird die Art und Weise der Leistungserbringung beurteilt und zeigt die Güte der Ablauforganisation, die zeitliche Ausführung von Prozessschritten und die Notwendigkeit von diesen Arbeitsschritten auf. Darüber hinaus kann die Qualität anhand der Einhaltung von Vorgaben und Arbeitsstandards überprüft werden (Hensel, 2019).

Als wichtigste Qualitätsdimension kann die Ergebnisqualität verstanden werden, womit die Güte der medizinischen Leistung dargestellt wird. Hierbei wird beurteilt, in welchem

Maß das maximal erreichbare Behandlungs- oder Versorgungsergebnis tatsächlich erreicht wurde. Dies kann anhand der Fehlerquote in der Behandlung, der Patientenzufriedenheit, einer möglichen Schmerzfreiheit und der Komplikationsrate oder anhand des medizinischen Outcomes gemessen werden. Ebenso wird die Effektivität des Ressourceneinsatzes beurteilt (BMG, 2006). Es wird jedoch nicht die Produktivität beurteilt, sondern die Wirksamkeit der eingesetzten Mittel, um das gewünschte Ziel zu erreichen. Somit wird die Veränderung des Gesundheitszustandes der einzelnen Patientinnen und Patienten überprüft. Dies kann entweder subjektiv (Zufriedenheit, Schmerzfreiheit) oder objektiv (Blutdrucksenkung, Verbesserung der Mobilität) gemessen werden (Hensel, 2019).

Die nachfolgende Abbildung verdeutlicht die drei Qualitätsdimensionen und einzelne Merkmale, die den entsprechenden Bereichen zugeordnet sind.

Abbildung 3: Qualitätsdimensionen im Gesundheitswesen

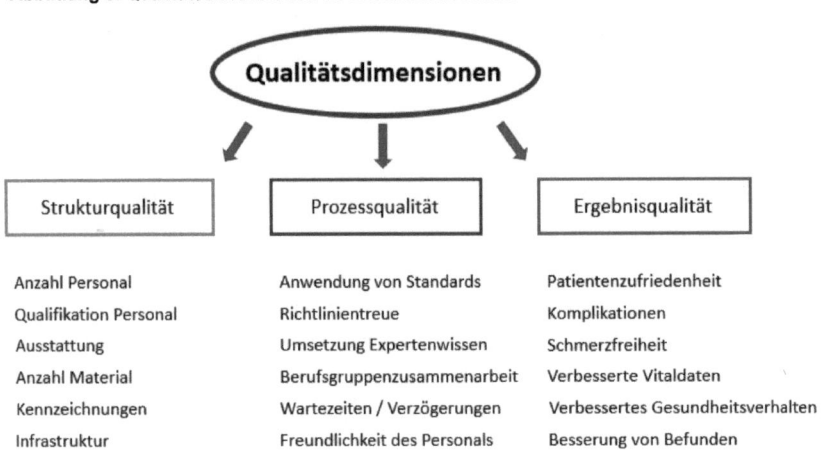

(Quelle: eigene Darstellung, in Anlehnung an Hensel, 2019, S. 32f)

Um in einem Bundesland ein einheitliches Qualitätsmaß zu erreichen, werden üblicherweise für die Strukturqualität gesetzliche Vorgaben gemacht. Hierzu zählen z. B. eine Mindestqualifikation des Personals im Rettungsdienst und eine entsprechend einzuhaltende Vorhalteanzahl von Rettungsmitteln (Bedarfsplanung der Träger des Rettungsdienstes). Ebenso soll die Strukturqualität durch das Einsetzen von verantwortlichen Personen, wie den ÄLRD, gesteigert werden, die auch für die QS verantwortlich sind. Eine typische normative Vorgabe mit Auswirkung auf die Prozessqualität, die ebenfalls auf Landesebene definiert wird, ist z. B. die Hilfsfrist. Hierbei wird die Zeitspanne vom Notrufeingang bei der RLS bis zum Eintreffen des Rettungsdienstes am Notfallort als

Maßstab genommen, um die Qualität dieses Prozesses zu bewerten (Piedmont et al., 2018). Solche Grundlagen werden für den Rettungsdienst durch die Bundesländer im Rahmen von Landesrettungsdienstgesetzen und -plänen geschaffen. Sie geben den strukturellen und organisatorischen Rahmen vor. Somit differieren einzelne Vorgaben je nach Bundesland und sind nicht deutschlandweit einheitlich geregelt (Gries et al., 2017).

Diese Heterogenität führt zu einer unterschiedlichen Dokumentationsqualität der rettungsdienstlichen Leistung, infolgedessen sich die Güte der Qualität im deutschen Rettungsdienst nur schwer messen und vergleichen lässt. Dies wäre jedoch notwendig, um eine positive Weiterentwicklung zu gewährleisten (Brokmann et al., 2015). Die *Stelle zur trägerübergreifenden Qualitätssicherung in Baden-Württemberg* stellt ein Beispiel für eine bundeslandeinheitliche Ausrichtung in der QS dar (Piedmont et al., 2018).

Problembereiche mit Auswirkungen auf die Strukturqualität können z. B. die steigenden Einsatzzahlen für den Rettungsdienst und insbesondere für die NA sein. Der bereits beschriebene Fachkräftemangel verstärkt diese Problematik sowie die regionalen Unterschiede in der Versorgungsqualität (Rossaint et al., 2017).

Im Folgenden werden Situationen dargestellt, die Auswirkungen auf die Prozessqualität im Rettungsdienst haben. Hierzu zählen insbesondere bei Rettungseinsätzen diese Szenarien:

- Eine oder ein NA wird benötigt und parallel zum RTW alarmiert. Die Patientin oder der Patient braucht potenziell lebensrettende ärztliche Maßnahmen, die aus rechtlichen und fachlichen Gründen einer Ärztin oder einem Arzt vorbehalten sind. Somit muss damit bis zum Eintreffen der oder des NA gewartet werden. Dies kann mit Wartezeiten > 20 Minuten einhergehen und somit direkte negative Auswirkungen auf die Ergebnisqualität haben (Czaplik & Bergrath, 2016).
- Eine oder ein NA wird benötigt und wird nicht parallel mit dem RTW alarmiert. Nach dem Eintreffen und der Ersteinschätzung durch die Besatzung des RTW wird ein NEF nachalarmiert. Hierbei ändert sich zum zuvor beschriebenen Szenario die Wartezeit auf eine ärztliche Behandlung. Diese verlängert sich auf z. T. über 30 Minuten (Czaplik & Bergrath, 2016).
- Eine oder ein NA wird nicht benötigt, wurde aber parallel zum RTW mitalarmiert. In diesem Fall kann die oder der NA abbestellt werden. Bis zum Abbestellen steht diese ärztliche besetzte Einsatzmittel jedoch für andere Einsätze nicht zur Verfügung (Czaplik & Bergrath, 2016).
- NotSan bzw. RettAss dürfen und können nicht alle notwendigen Maßnahmen, insbesondere invasive Maßnahmen, an Patientinnen und Patienten durchführen (Rossaint et al., 2017).

Die Folgen dieser beispielhaften Szenarien wirken darüber hinaus auf die Ergebnisqualität in der präklinischen Notfallversorgung (Czaplik & Bergrath, 2016). Des Weiteren können anhand dieser Qualitätsdimensionen Kriterien erstellt werden, um die Qualität in der präklinischen Versorgung insgesamt zu messen. Um die Versorgungsqualität messen zu können, werden im Allgemeinen die Anforderungen an die Sicherheit und Zugänglichkeit von medizinischen Leistungen herangezogen. Ebenso ist die Patientenorientierung ein zentraler Punkt für eine hohe Versorgungsqualität. Versorgungsqualität lässt sich durch das Messen von festgelegten Qualitätsindikatoren aus den drei vorgestellten Dimensionen quantifizieren und bewerten. Hierzu können auf Prozessebene z. B. eine zeitgerechte Behandlung und deren richtige und zuverlässige Durchführung als Beurteilungsbasis genommen werden. Um diese Prozesse zu bewerten, kann die Leitlinienadhärenz oder ein Handeln auf Evidenzgrundlage herangezogen werden. Auf Strukturebene ist ein möglicher Indikator, der zu einer guten Versorgungsqualität beitragen kann, dass die notwendigen Arbeitsmittel und Personal zur Verfügung stehen. Im Bereich des Behandlungsergebnisses können Mortalitätsraten oder das Patienten-Outcome als Kennzahl dienen. Demnach setzt sich die Versorgungsqualität aus einzelnen Qualitätsindikatoren der Struktur-, Prozess- und Ergebnisqualität zusammen (Hensen, 2016).

Da für eine hohe Versorgungsqualität im Rettungsdienst jedoch nicht jede ärztliche Maßnahme auch eine direkte Anwesenheit von Ärztinnen bzw. Ärzten und ihre manuellen Fähigkeiten erfordert, sondern oft die ärztliche Fachkompetenz gefragt ist, kann der Einsatz von Telemedizin zur Lösung der angesprochenen Problematik beitragen. So bestehen durch den Einsatz von Telemedizin die Möglichkeiten, ärztliche Fachkompetenz und Delegation von medizinischen Maßnahmen zeitgerecht und nach Bedarf ortsunabhängig zur Verfügung zu stellen (Czaplik & Bergrath, 2016). Die Potenziale und auch Grenzen der Telemedizin sollen nachfolgend in Bezug auf den Rettungsdienst in Deutschland detailliert dargestellt werden.

3 Telemedizin

Telemedizin soll dazu dienen, räumlich unabhängig und *„mittels digitaler Informationstechnik eine interdisziplinäre Zusammenarbeit zwischen Behandler, Experte und Patient zu gewährleisten" (Marx et al., 2019, S. 192)*. Das Ziel besteht darin, den bestmöglichen medizinischen Nutzen für die Patientinnen und Patienten zu generieren und ihre Lebensqualität zu steigern oder zu erhalten (Marx et al., 2019).

Telemedizin wird dem Überbegriff eHealth zugeordnet und fällt in dessen Gestaltungsbereich. Grundsätzlich können die Nutzung und Inanspruchnahme von Informations- und Kommunikationstechnologien im Bereich von Gesundheitsleistungen und auf die

Gesundheit bezogenen Aktivitäten als *Electronic Health* oder eHealth bezeichnet werden. Der Begriff eHealth wird in der Literatur nicht einheitlich definiert, dies geht aus einer Übersichtsarbeit aus dem Jahr 2005 hervor. Dort waren bereits 51 unterschiedliche Definitionsansätze zu verzeichnen (Fischer, Aust & Krämer, 2016). Jedoch kann, insbesondere für das deutsche Gesundheitswesen, auf die Definition des Bundesministeriums für Gesundheit zurückgegriffen werden.

Demnach umfasst eHealth als Überbegriff die *„Behandlung und Betreuung von Patientinnen und Patienten" (BMG, 2018, S. 1)* unter Nutzung von Möglichkeiten, *„die moderne Informations- und Kommunikationstechnologien" (BMG, 2018, S. 1)* bereitstellen. Weiterhin sollen Anwendungen von eHealth über sichere Datenverbindungen zur Unterstützung des medizinischen Versorgungsprozesses stattfinden (BMG, 2018). Die Gestaltungsbereiche von eHealth lassen sich in Telemedizin, Prävention und Gesundheitsförderung, Ökonomie, Informationsdigitalisierung sowie Forschung und Berichterstattung einteilen. Die grundlegende Zielsetzung von eHealth kann als *„Sicherung und Verbesserung der Qualität in der Gesundheitsversorgung"* (Fischer, Aust & Krämer, 2016, S. 9) beschrieben werden und folgt somit den sechs Dimensionen für eine qualitativ hochwertige Versorgung im Gesundheitssystem (Fischer, Aust & Krämer, 2016). Dies sind:

1. Sicherheit und somit das Vermeiden von Patientenschäden bei der Anwendung
2. Effektivität und somit das Sicherstellen von einer effektiven und wirksamen Gesundheitsversorgung
3. Patientenzentrierung und somit die Bereitstellung von Gesundheitsleistungen, die an den Bedürfnissen und Bedarfen der Patientinnen und Patienten ausgerichtet sind
4. eine zeitgerechte und somit in einem angemessenen zeitlichen Rahmen stattfindende gesundheitliche Versorgung
5. Effizienz und somit eine Bereitstellung der Leistungen durch einen optimierten Ressourceneinsatz
6. Gerechtigkeit und somit eine settingunabhängige Bereitstellung der Gesundheitsleistungen (Fischer, Aust & Krämer, 2016)

Hieraus können präzise Teilziele für eHealth abgeleitet werden, die je nach Anwendung und Anwendergruppe unterschiedlich ausgeprägt sein können. So sollen eHealth-Anwendungen zu einer Überwindung von zeitlichen und räumlichen Distanzen dienen. Verbesserungen der sektoralen und sektorübergreifenden Versorgung stehen ebenso im Fokus wie das Bereitstellen von aktuellem Wissen und Behandlungsmöglichkeiten für die Patientinnen und Patienten. Dies soll zu einer Steigerung der Effektivität und Effizienz der Gesundheitsleistungen führen und die Patientensouveränität stärken (Fischer, Aust & Krämer, 2016). Somit können Anwendungen und Möglichkeiten aus dem Bereich eHealth das Gesundheitswesen entlasten, insbesondere durch die Unterstützung der Menschen bei der Salutogenese oder den zentralen und sektorübergreifenden Zugang zu Patientendaten (z. B. elektronische Patientenakte). Ebenso führen eine Steigerung der Qualität in der medizinischen Leistungserbringung durch verbesserte Informationsstrukturen und eine Entlastung der in diesem Bereich tätigen Personen durch eHealth-Innovationen zu mehr Effizienz im Gesundheitswesen. Somit können die Gestaltungsbereiche von eHealth den sechs erwähnten Dimensionen für eine qualitativ hochwertige Versorgung im Gesundheitssystem zugeordnet werden (Andelfinger, 2016).

Demnach sollen eHealth und der Teilbereich Telemedizin nicht als Methode zum Ersetzen einer Ärztin oder eines Arztes verstanden werden, sondern als eine Vernetzung und Ergänzung, um Expertenwissen deutschlandweit möglichst flächendeckend und zeitlich unabhängig zur Verfügung zu stellen. Die Telemedizin stellt somit eine Erweiterung der medizinischen Leistungsfähigkeit dar (Marx et al., 2019) und kann zu einer Steigerung der medizinischen Versorgungsqualität, insbesondere in Regionen mit bestehenden Versorgungslücken, beitragen. Weiterhin sollen mittels Telemedizin sowohl unnötige Doppeluntersuchungen als auch Fehlzuweisungen in den stationären Versorgungssektor vermieden und Effizienz- und Effektivitätsgewinne erreicht werden (Fischer, Aust & Krämer, 2016). Demnach können die zuvor genannten Gestaltungsbereiche von eHealth auch durch die Telemedizin abgedeckt und verbessert werden (Andelfinger, 2016; Fischer, Aust & Krämer, 2016).

Eine einheitliche Definition der Telemedizin ist aktuell nicht etabliert, jedoch zeigt sich in den unterschiedlichen Definitionsansätzen ein einheitliches Grundverständnis (Marx et al., 2019). Prägnant lässt sich Telemedizin als *„die Therapie, Beratung und Diagnostik via Nutzung moderner Telekommunikations- und Informationstechnik über Ortsgrenzen hinweg" (Marx & Beckers, 2015, S. 1053)* bestimmen. Sie kann zum einen zwischen zwei Ärztinnen oder Ärzten und zum anderen zwischen einer Ärztin oder einem Arzt und der Patientin oder dem Patienten genutzt werden. Dies kann in Form von Telekonsilen, Telemonitoring oder Teletherapie geschehen. Demnach kann Telemedizin in diesen drei vorgenannten Formen Anwendung finden (Marx & Beckers, 2015; Marx et al., 2019).

Bei Telekonsilen erfolgt ein ärztlicher Austausch, insbesondere interdisziplinär. Diese Form der Telemedizin wird auch als *doc2doc* bezeichnet (Marx & Beckers, 2015; Marx et al., 2019). In der klinischen Versorgung sind beispielsweise in der Radiologie telemedizinische Konzepte und Konsultationen digitaler Art etabliert (Koncz et al., 2019).

Als Teletherapie kann z. B. eine onlinebasierte Psychotherapie angesehen werden. Hierbei findet ein telemedizinischer Austausch zwischen der Ärztin oder dem Arzt und der Patientin oder dem Patienten statt. Dies wird auch als *doc2patient* bezeichnet (Marx et al., 2019).

Im Bereich des Telemonitorings werden Vitaldaten der Patientin oder des Patienten an eine Ärztin oder einen Arzt zur Diagnostik übertragen (Marx & Beckers, 2015). Dies kann zum einen zwischen zwei Ärztinnen oder Ärzten und zum anderen zwischen Angehörigen von medizinischen Assistenzberufen und den jeweiligen Ärztinnen und Ärzten stattfinden. Demnach lässt sich ein großer Teil der telemedizinischen Unterstützung im Rettungsdienst diesem Teilbereich zuordnen (Marx et al., 2019).

Jedoch müssen bei allen Telemedizin- und eHealth-Möglichkeiten die geltenden Datenschutzbestimmungen eingehalten werden. Hierbei wird Deutschland in der Literatur im internationalen Vergleich eher als restriktiv dargestellt. So bestehen z. B. in Schweden oder den USA Onlinedatenbanken für Patientendaten, die von den entsprechenden Stellen eingesehen werden können. Zum einen kann dadurch die Behandlung effektiver gestaltet werden, zum anderen dient dies zur Steigerung der Effizienz im Gesundheitswesen, da sich z. B. Doppeluntersuchungen vermeiden lassen (Andelfinger, 2016).

Nach der Einordnung und Beschreibung der Telemedizin als eHealth-Gestaltungsbereich sollen nachfolgend mögliche Einsatzbereiche der Telemedizin im Rettungsdienst beschrieben werden.

3.1 Telemedizin in der präklinischen Versorgung

Für eine telemedizinische Unterstützung im Rettungsdienst existieren in Deutschland einige Ansätze. In diesem Zusammenhang konnte durch Studien zusammenfassend gezeigt werden, dass eine telemedizinische Unterstützung zu einer kürzeren Wartezeit auf eine Therapie oder zu einer verbesserten Ergebnisqualität für die Patientinnen und Patienten führt. Jedoch muss angemerkt werden, dass die Studienlage in diesem Bereich noch ausbaufähig ist. Ebenso fehlt es an einer einheitlichen landesweiten Umsetzung von telemedizinischen Systemen und Standards (DGAI, 2016). Nachfolgend werden Möglichkeiten, die entweder im Rahmen von Pilotprojekten oder in räumlich begrenzten Bereichen realisiert werden, kurz beschrieben, um einen Überblick über die Anwendungsbereiche der Telemedizin im Rettungsdienst zu geben.

Um den geografischen Standort automatisiert ermitteln und daraufhin die Rettung und Versorgung der verunfallten Personen einleiten zu können, wurde das *Emergency-Call-System* entwickelt. Dieses dient zur genauen Lokalisierung von Unfallopfern in Kraftfahrzeugen. Hierbei erfassen Sensoren in Fahrzeugen einen möglichen Unfall und melden diesen automatisiert über das Mobilfunknetz an die zuständige RLS. Zunächst werden während dieser Kommunikation die Koordinaten des Unfallfahrzeugs übertragen und anschließend über die Freisprecheinrichtung des verunfallten Fahrzeugs eine Sprachverbindung mit der jeweiligen RLS aufgebaut. Diese Ausstattung ist seit 2018 für einen Neuwagen in der Europäischen Union verpflichtend (Nowakowski & Fischer, 2015).

Im Bereich der präklinischen Einsatzdokumentation werden ebenfalls zunehmend elektronische Hilfsmittel verwendet (Asarnusch, Eder & Kippnich, 2015). Es besteht die Möglichkeit, die Daten von Krankenversicherten auszulesen und zu versenden. Hierbei werden z. B. mithilfe von Tablet-PC mit Kartenleser die Versichertendaten von der elektronischen Gesundheitskarte ausgelesen. Das medizinische Fachpersonal erhält somit schnell valide Versicherten- bzw. Patientenpersonalien (Nowakowski & Fischer, 2015). Durch eine softwaregestützte Dokumentation der Einsatzdaten von Systemen wie *NIDA* werden Daten mittels Vernetzung mit den gekoppelten Medizinprodukten automatisch in die Dokumentation übernommen. Durch eine intuitive Benutzeroberfläche wird darüber hinaus den Bedienerinnen und Bedienern eine ordnungsgemäße Dokumentation erleichtert. Weiterhin besteht durch Lesemöglichkeiten von Chipkarten zukünftig die Möglichkeit, z. B. eine elektronische Gesundheitskarte auszulesen und sich dabei mittels eigener Chipkarte als Berechtigter zum Auslesen weiterer Gesundheitsdaten zu identifizieren. Auf einem solchen Tablet-PC können darüber hinaus sowohl standardisierte Handlungsanweisungen für die Rettungskräfte als auch Nachschlagewerke oder andere Unterstützungen für den Einsatzfall hinterlegt werden. Abschließend können die so dokumentierten Daten über eine gesicherte Verbindung z. B. an aufnehmende Kliniken versandt werden (Asarnusch, Eder & Kippnich, 2015).

Im Bereich der präklinischen Patientenversorgung sind zum einen das Callback-System und zum anderen das TNA-System zur Unterstützung der Einsatzkräfte vor Ort zu nennen. In einem Callback-System besteht für die Rettungskräfte vor Ort die Möglichkeit einer telefonischen Rücksprache mit einer oder einem erfahrenen NA. Bei einem TNA-System kann eine Ärztin oder ein Arzt mittels telemedizinischer Möglichkeiten die Einsatzkräfte vor Ort unterstützen (Gnirke et al., 2019). Hierauf wird detailliert im Verlauf dieser Arbeit eingegangen.

Ebenso soll ein System Erwähnung finden, das zu einer möglichen Entlastung des Rettungsdienstes beitragen kann. Im Oldenburger Land werden für den ÄBD besonders geschulte Gesundheitsfachkräfte eingesetzt. Diese fahren nach einem entsprechenden Abfrageergebnis der ÄBD-Telefonzentrale zunächst allein zu den Patientinnen bzw. Patienten und können bei Bedarf mit der Telemedizinzentrale des Klinikums Oldenburg Kontakt aufnehmen. Die Fachkräfte am Notfallort beraten dann unter Einbezug der Telemedizinerinnen und Telemediziner das weitere Vorgehen bei der Patientenbehandlung und -versorgung. Somit soll erreicht werden, dass die Patientinnen und Patienten die für die jeweilige Situation effizienteste Behandlung erhalten und an den zielführenden Sektor der medizinischen Versorgung weitergeleitet werden (Overheu, 2019).

Für die Patientenanmeldung und Zuweisungssteuerung zu den Krankenhäusern nutzen einige Versorgungsbereiche das System des interdisziplinären Versorgungsnachweises

(IVENA). Dieses Onlinesystem ersetzt den ursprünglichen Bettennachweis über verfügbare Krankenhausbetten. Dieser war obligatorisch von der jeweils zuständigen RLS zu führen. In diesem System werden die zur Verfügung stehenden Versorgungsmöglichkeiten der einzelnen Krankenhäuser grafisch dargestellt. Sollte ein Krankenhaus die im IVENA hinterlegte Versorgung temporär nicht bereitstellen können, werden durch Berechtigte des Krankenhauses die Informationen zu den Versorgungsmöglichkeiten aktualisiert. Somit erhält die zuweisende Stelle, in der Regel die zuständige RLS, einen aktuellen Überblick über die Versorgungskapazitäten der Krankenhäuser. Die Patientinnen und Patienten können dann, nach Rücksprache mit diesen und den Rettungskräften, in einem anderen Krankenhaus, entsprechend den vorhandenen Kapazitäten und Versorgungsmöglichkeiten, angemeldet werden. Weiterhin erlaubt diese Plattform eine Online-Patientenanmeldung über einen Zahlenschlüssel. Hierbei werden für die zuweisende Stelle aufnahmebereite Krankenhäuser grün und abgemeldete Krankenhäuser rot dargestellt. Durch dieses System gelang es, die Anzahl von Notzuweisungen von Patientinnen und Patienten sowie Interventionsfällen des zuständigen Gesundheitsamtes in Frankfurt am Main signifikant zu senken (Schweigkofler et al., 2011).

Die Angaben zu den von RLS zugewiesenen Patientinnen und Patienten sowie die über die Onlineplattform des interdisziplinären Versorgungsnachweises an die aufnehmende Klinik übertragenen Parameter werden nachfolgend als IVENA-Angaben bezeichnet. Ein Beispiel dafür ist in Abbildung 4 zu sehen. Eine solche Darstellung der über RLS angemeldeten Patientinnen und Patienten ist für jede am System teilnehmende Klinik möglich und kann in einer ZNA auf Monitoren dargestellt werden (Mainis IT-Service GmbH (Hrsg.), 2020).

Abbildung 4: IVENA-Daten

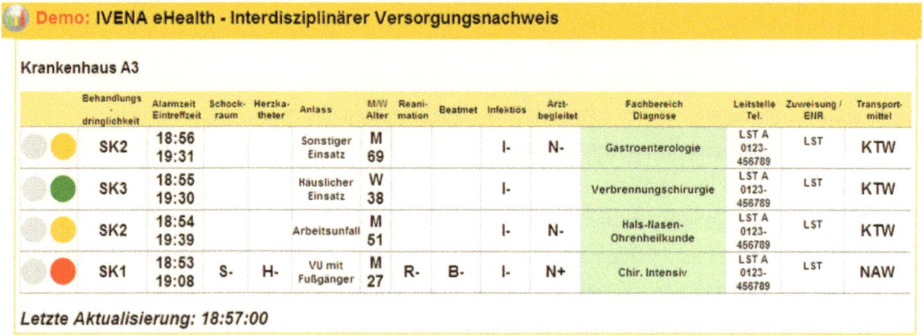

Demo: IVENA eHealth - Interdisziplinärer Versorgungsnachweis

Krankenhaus A3

	Behandlungs-dringlichkeit	Alarmzeit Eintreffzeit	Schock-raum	Herzka-theter	Anlass	M/W Alter	Reani-mation	Beatmet	Infektiös	Arzt-begleitet	Fachbereich Diagnose	Leitstelle Tel.	Zuweisung / ENR	Transport-mittel
	SK2	18:56 19:31			Sonstiger Einsatz	M 69			I-	N-	Gastroenterologie	LST A 0123-456789	LST	KTW
	SK3	18:55 19:30			Häuslicher Einsatz	W 38			I-		Verbrennungschirurgie	LST A 0123-456789	LST	KTW
	SK2	18:54 19:39			Arbeitsunfall	M 51			I-	N-	Hals-Nasen-Ohrenheilkunde	LST A 0123-456789	LST	KTW
	SK1	18:53 19:08	S-	H-	VU mit Fußgänger	M 27	R-	B-	I-	N+	Chir. Intensiv	LST A 0123-456789	LST	NAW

Letzte Aktualisierung: 18:57:00

(Quelle: Mainis IT-Service GmbH (Hrsg.), 2020, https://www.ivena.de/bilder/alarmansicht.png)

Diese übertragenen Angaben werden aufgegliedert nach Behandlungsdringlichkeit in drei Stufen, der voraussichtlichen Eintreffzeit der Patientin oder des Patienten und den benötigten Behandlungskapazitäten, wie Schockraum oder Herzkatheteruntersuchung, dargestellt. Weiterhin werden der Einsatzanlass für die Patientinnen und Patienten, das Alter und das Geschlecht sowie eine Diagnose in Textform übertragen. Ergänzt werden diese Informationen mit Angaben über den Beatmungs- und Infektionsstatus, eine NA-Begleitung sowie die Information, ob eine Reanimation der Patientin oder des Patienten stattgefunden hat. Abgerundet werden die Informationen durch Angaben zur telefonischen Erreichbarkeit der zuweisenden RLS, dem jeweiligen Zuweiser (RLS, Rettungsdienst, Arzt usw.) und dem eingesetzten Transportmittel (Mainis IT-Service GmbH (Hrsg.), 2020).

Im Bereich der Kardiologie hat sich die Übertragung eines Zwölf-Kanal-EKGs von der Notfallstelle an eine Kardiologin oder einen Kardiologen für die Patientinnen und Patienten als vorteilhaft erwiesen. Ebenso stellen eine strukturierte Anamnese und vorherige Datenübertragung dieser Ergebnisse von der Notfallstelle an die aufnehmende Neurologie eine schnellere und zielgerichtetere Behandlung bei Schlaganfällen sicher. Dies wurde im Rahmen des Projektes *Stroke Angel* festgestellt (DGAI, 2016). Hierbei konnten durch eine präklinische Datenübertragung innerklinische Prozesse beschleunigt werden. Dies spiegelt sich in einer Verkürzung der Zeitspanne zwischen Patientenankunft im Krankenhaus und dem Beginn der Krankenhaustherapie wider. Ähnliche Projekte, die auf eine Vorabdatenübertragung von relevanten Informationen für den weiteren Behandlungserfolg abzielen, finden sich ebenfalls in der Traumatologie (Nowakowski & Fischer, 2015). Auf diese Formen der telemedizinischen Unterstützung der Einsatzkräfte im Rettungsdienst wird in Kapitel 4.1.1 detailliert eingegangen.

Nach einer Aufstellung von telemedizinischen Möglichkeiten im Bereich des Rettungsdienstes soll im Folgenden die Entwicklung zum TNA-System beschrieben werden.

3.2 Entwicklung der Telemedizin

Die Entwicklung der Telemedizin reicht bis in das Jahr 1906 zurück, als der niederländische Mediziner Einthoven ein EKG über eine Telefonleitung übertragen hatte. Bereits 1930 wurde durch technische Unterstützung eine höhere Versorgungsqualität der Patientinnen und Patienten erreicht. Hierbei wurden regelhaft medizinische Informationen aus abgelegenen Gebieten in Alaska oder Australien an spezialisierte medizinische Zentren übertragen, um eine verbesserte Behandlung der Erkrankten zu ermöglichen. Als nächster Schritt kann nach der Erfindung des Fernsehens in den 1950er Jahren die Überwachung von Astronautinnen und Astronauten in Raumfahrtprojekten angeführt werden, was die Entwicklung der Telemedizin voranbrachte. Im Bereich der medizinischen Versorgung wurde 1972 ein Röntgenwagen, der mit zwei Sanitäterinnen oder Sanitätern besetzt war, genutzt. Die dort gewonnenen Daten wurden mittels Mikrowellen zur Auswertung an Fachleute übertragen. Das erste eigentliche Telemedizinprojekt wurde nach der Erdbebenkatastrophe 1988 durch die *National Aeronautics and Space Administration* initialisiert. Dieses ermöglichte eine telemedizinische Kommunikation zwischen Zentren in den USA und Armenien, um ärztliche Expertisen räumlich unabhängig bereitzustellen. In Europa hat eine deutliche Verbesserung der Netzinfrastruktur im Mobilfunk in den 1990er Jahren zu einem verstärkten Einsatz der Telemedizin geführt. Insbesondere durch das Projekt *LiveCity*, das durch die Europäische Union finanziell gefördert wurde, konnten die technischen Möglichkeiten in der telemedizinischen Datenübertragung aufgezeigt werden. In diesem Projekt wurden bidirektionale und hochauflösende Videoübertragungen evaluiert und weiterentwickelt (Amadi-Obi, Gilligan, Owens & O'Donnell, 2014).

Für bestimmte Symptome oder Krankheitsbilder wurde in einigen Rettungsdienstbereichen eine Callback-Möglichkeit eingerichtet. Hierbei ist eine Ärztin oder ein Arzt mit festgelegten Qualifikationen telefonisch für die Mitarbeitenden im Rettungsdienst über die zugehörige RLS telefonisch erreichbar. Diese Ansprechpartnerin oder Ansprechpartner kann, anhand von definierten Prozessen, ärztliche Maßnahmen delegieren und beispielsweise eine Medikamentengabe via Telefon anordnen. Eine solche Callback-Möglichkeit wurde z. B. anhand von Schmerzsymptomen für eine Opioid-, Metamizol- und Esketamingabe in Folge einer vorherigen internen Einsatzauswertung aus 2011 im Bereich der Rettungsdienstkooperation in Schleswig-Holstein eingeführt (Gnirke et al., 2019). Im Rahmen des Rettungsdienstes Mittelhessen wurde bereits seit 2005 in Projektphasen die Möglichkeiten von Medikamentengabe und Unterstützungen über ein Callback-System etabliert. Ursprünglich diente dieses System zum Nachweis, ob sich die Strukturen und Abläufe als praktikabel zeigen, um ärztliche Maßnahmen zu delegieren. Im weiteren Verlauf wurden durch die RettAss isolierte Extremitätentraumata unter Zuhilfenahme des Callback-Systems regelhaft im Rahmen festgelegter medizinischer Parameter ohne NA versorgt. Dies führte zu einer sicheren und wirksamen Analgesie durch RettAss und zu einer schnelleren Schmerzlinderung im Vergleich zu einer reinen Analgesie durch NA. Hierdurch konnte darüber hinaus die Auslastung der NEF im Projektbereich gesenkt werden. (Greb, Wranze, Hartmann, Wulf & Kill, 2011). Weiterhin ist im Fachbereich der Neurologie eine telemedizinische Konsultation zwischen Krankenhäusern ohne Stroke-Unit und Krankenhäusern mit Stroke-Unit etabliert. Hierbei wird das Expertenwissen für eine bessere und zeitgerechtere Versorgung von akuten Schlaganfällen genutzt. Dieser Vorteil der Telemedizin ist wissenschaftlich belegt (Rossaint et al., 2017). Beim präklinischen Schlaganfall konnte durch das Projekt *Stroke Angel* in Deutschland ebenfalls gezeigt werden, dass sich durch den Einsatz von Telemedizin die Versorgungszeiten in der aufnehmenden Klinik halbierten (Ziegler et al., 2008). Ebenso konnte bei einem akuten Myokardinfarkt eine positive Auswirkung auf die Ergebnisqualität festgestellt werden, wenn das EKG frühzeitig an eine Kardiologin oder einen Kardiologen weitergeleitet wird (Rossaint et al., 2017).

Aus den zuvor kurz dargestellten telemedizinischen Unterstützungsmöglichkeiten, die jedoch meist auf ein spezifisches Krankheitsbild bezogen sind, wurde in Aachen über zwei Projektphasen ein ganzheitlicher Ansatz zur präklinischen telemedizinischen Unterstützung entwickelt. Das dort eingeführte TNA-System ist nicht auf ein Krankheitsbild spezialisiert oder an eine medizinische Fachrichtung gebunden und kann grundsätzlich in allen Fällen zur Unterstützung und zur Verbesserung der Patientenversorgung herangezogen werden (DGAI, 2016).

In Aachen wurde bereits ab 2007 das Forschungsprojekt *Med-on-@ix* zur telemedizinischen Unterstützung im Rettungsdienst durchgeführt, das ganzheitlich eingesetzt werden konnte und nicht an Symptome oder Diagnosen gebunden war. In diesem durch das Bundeswirtschaftsministerium geförderten Projekt wurde ein NAW technisch aufgerüstet, um mit einer TNA-Zentrale kommunizieren zu können. Die Wahl eines arztbesetzten Rettungsmittels erfolgte, um mit diesem ersten Projekt in der telemedizinischen Konsultation im Rettungsdienst keine Risiken in der Patientenversorgung durch Technikausfall u. Ä. einzugehen. Hierbei wurden sowohl in Echtzeit Vitalparameter der Patientin oder des Patienten als auch Video und Ton zwischen der NAW-Besatzung und der oder dem TNA übertragen. Im Anschluss erfolgten eine Bewertung der technischen und organisatorischen Einsatztauglichkeit sowie die Evaluation durch die mitwirkenden Einsatzkräfte und der medizinischen Nutzbarkeit des Systems (Schneides et al., 2011). Im Jahr 2013 schloss sich an das zuvor dargestellte Projekt *Med-on-@ix* das Projekt TemRas an. Hierbei wurden die zuvor gesammelten Erkenntnisse weiterentwickelt und in eine Unterstützung des nichtärztlichen Personals auf RTW durch TNA überführt. Aus diesen Ergebnissen resultierte das unter Gliederungspunkt 3.4.1 dargestellte Telenotarztprojekt Aachen (Czaplik & Bergrath, 2016). Die Ergebnisse der Forschungsprojekte zeigten einen Nutzen in der präklinischen Versorgungsqualität von Notfallpatientinnen und Notfallpatienten. Jedoch wurde auch die Notwendigkeit einer hohen Akzeptanz und Nutzerfreundlichkeit eines solchen telemedizinischen Assistenzsystems herausgestellt (Schneides et al., 2011).

Somit zeigte sich im Laufe der Zeit, dass in der Akutmedizin telemedizinische Möglichkeiten durchaus einen Benefit für die Patientin oder den Patienten generieren können. Es ist oft zielführender sowohl für die Therapie und die Patientenversorgung als auch rechtlich notwendig, die Expertise und Übernahme der medizinischen Behandlungsverantwortung durch eine Ärztin oder einen Arzt sicherzustellen. Dies scheint insbesondere bei invasiven Maßnahmen in der rettungsdienstlichen Notfallversorgung unabdingbar.

Hierbei ist die physische Anwesenheit einer oder eines NA vor Ort nicht immer zwingend notwendig und kann durch eine oder einen TNA und durch telemedizinische Möglichkeiten ergänzt oder ersetzt werden (Brokmann et al., 2015). Nachfolgend sollen das TNA-Konzept und die aktuell eingesetzten Varianten solcher Systeme beschrieben werden.

3.3 Telenotarzt

Grundsätzlich können verschiedene Gründe für die Einführung und Unterhaltung eines TNA-Systems dargestellt werden. Ein Ansatzpunkt ist die möglichst frühzeitige Verfügbarkeit der Arztexpertise an der Einsatzstelle und somit eine Reduzierung des ärztlichen therapiefreien Intervalls. Hieraus sollten eine verbesserte Patientenversorgung und eine Steigerung der Ergebnisqualität in der präklinischen Versorgung resultieren. Ein weiterer Ansatz ist die Schonung der Ressource konventioneller NA und somit eine Verbesserung des Allokationsproblems für diese knappe Ressource. Dies ist insbesondere vor dem Hintergrund des zunehmenden Mangels an ärztlichen Fachkräften und der Besetzungsschwierigkeiten von NA-Standorten zu sehen. Eine schnelle Verfügbarkeit von ärztlicher Expertise und die Unterstützung des nichtärztlichen Personals in der Diagnose könnten eine Steigerung der Prozessqualität bewirken. Durch einen TNA-Einsatz bietet sich bei besonderen medizinischen Problemstellungen die Möglichkeit einer kollegialen notärztlichen Supervision, was eine weitere Chance auf eine höhere Ergebnisqualität darstellt (Koncz et al., 2019).

Vordergründig sollte bei einer TNA-Einführung zum einen das eingesetzte Personal auf den Einsatzmitteln gut geschult und zum anderen auf die erweiterten Maßnahmen vorbereitet sein. Es sollten standardisierte und einheitliche Leitlinien und Konzepte zur TNA-Unterstützung existieren und eine zuverlässige Kommunikations- und Medizintechnik für den TNA-Einsatz etabliert sein (Czaplik & Bergrath, 2016). Somit ist für ein TNA-System eine entsprechende technische Ausstattung der Rettungsmittel und des TNA-Arbeitsplatzes notwendig. Hierbei finden diverse Systeme Anwendung, die zum einen Patientendaten und zum anderen Audio-, ggf. Video- und Bilddaten unidirektional oder bidirektional zwischen Rettungsmittel und TNA übertragen (Koncz et al., 2019). Diese Systeme sollten nach den technischen und strukturellen Mindeststandards ausgerichtet und implementiert werden. Es besteht die Notwendigkeit einer bidirektionalen Audioverbindung zwischen Rettungskräften vor Ort und der oder dem TNA. Vorteilhaft erscheint mindestens eine unidirektionale Videoübertragung. Eine kontinuierliche Vitaldatenübertragung und eine redundante Kommunikationsstruktur sowie ein funktionsfähiger Ausweicharbeitsplatz für die TNA sollten sichergestellt sein. Ein datenschutzkonformer Umgang mit der gesamten Kommunikation und Dokumentation ist ebenso notwendig wie eine forensisch sichere Einsatzdokumentation durch die TNA. Weitere wichtige Voraussetzungen sind eine durchgängige Übertragung der aktuellen Standortdaten der Rettungsmittel und eine Anbindung des TNA-Arbeitsplatzes an die jeweilige RLS. Hierdurch ist ein günstiges Einsatzmanagement möglich. Darüber hinaus sollten TNA Zugriff auf die aktuellen Leitlinien, Datenbanken und Versorgungsabläufe besitzen (DGAI, 2016).

Um die Handlungssicherheit des nichtärztlichen Personals bei einer telemedizinischen Delegation von ärztlichen Maßnahmen zu gewährleisten, müssen die gesetzlichen Rahmenbedingungen beachtet werden. So hat z. B. das Land Bayern eine ärztliche Delegation im Rahmen der Telemedizin der Delegation einer oder eines konventionellen NA gleichgestellt. Dies erfolgt jedoch unter der Voraussetzung, dass ein kontinuierlicher bidirektionaler Kontakt zwischen TNA und Rettungsmittel besteht (Koncz et al., 2019).

Weiterhin muss in der Konzeptionierung eines TNA-Projektes der Datenschutz gewährleistet werden (Koncz et al., 2019). Auf diese Problematik soll jedoch in der vorliegenden Arbeit nur ansatzweise eingegangen werden, da dies über die formulierte Fragestellung hinausgehen würde. Die dargestellten Projekte folgen allgemein der Verfahrensweise, dass die Patientin oder der Patient von der Rettungsmittelbesatzung vor Ort über die folgende telemedizinische Arztkonsultation aufgeklärt und das Einverständnis eingeholt wird (Koncz et al., 2019). Ebenso müssen die geltenden gesetzlichen Bestimmungen zum Datenschutz vollumfänglich eingehalten werden. Hierbei bietet sich eine Zusammenarbeit mit der oder dem Landesdatenschutzbeauftragten an. Somit wird auch den Besonderheiten im föderalistischen System Rechnung getragen. Die eingesetzten Systeme müssen für eine sichere Nutzung im Sinne der Nutzerinnen und Nutzer überprüft werden (Brokmann et al., 2017b).

Insgesamt kann festgehalten werden, dass ein Einsatz von TNA in allen drei genannten Anwendungsbereichen der Telemedizin möglich ist. Es kann eine ärztliche Supervision für den Bereich der Telekonsile stattfinden. Weiterhin kann eine Bereitstellung von ärztlicher Expertise den Bereich der Teletherapie durch Anweisungen und Therapie des TNA an die Patienten abbilden. Ebenso findet ein Telemonitoring durch TNA statt, indem sie die zur Verfügung gestellten Vital- und Patientendaten empfangen und interpretieren. Die Datenerhebung und die nachfolgende Durchführung der Therapieanweisungen erfolgen dabei durch die Rettungsfachkräfte, insbesondere die NotSan, vor Ort (Marx et al., 2019).

3.4 Telenotarztkonzepte

In Deutschland werden aktuell verschiedene TNA-Systeme im Regelbetrieb oder in Projektphasen durchgeführt. So kann der TNA aus dem Bereich Aachen angeführt werden, der als Wegbereiter für ein holistisches TNA-Konzept angesehen werden kann (Brokmann et al., 2015). Auf eine Evaluation der ländlichen Versorgung zielt das Projekt TNA

aus Straubing ab. Hierbei soll aufgezeigt werden, ob ein solches System zu einer verbesserten ärztlichen Versorgung und einer verbesserten Verfügbarkeit in ländlichen Regionen führt (Koncz et al., 2019). Im Projekt der Landkreise Gießen und Marburg soll ein
schlankes TNA-Modell ohne Videoanbindung, das auf einem bestehenden und etablierten Callback-System aufbaut, auf Wirksamkeit und Nutzen überprüft werden (Humburg,
2019). Im Landkreis Vorpommern-Greifwald soll im Rahmen des Gesamtprojektes
Land|Rettung die Versorgungssituation der Bevölkerung gesichert und möglichst ver-
bessert werden. Hierbei kommt den TNA eine tragende Rolle zu, um die ärztliche Expertise frühzeitig an den Notfallort zu bringen und die steigenden Einsatzzahlen für bo-
dengebundene NEF zu kompensieren (Hasebrook, Scheer, Hahnenkamp & Brinkrolf,
2017). Eine andere Notwendigkeit für den Einsatz von TNA besteht im Bereich der Off-
Shore-Versorgung von medizinischen Notfallpatientinnen und -patienten. Da konventionelle NA im Regelfall zu entlegenen Stellen, wie Windparks, per RTH eingeflogen werden müssen, kommt dort der Verkürzung eines therapiefreien ärztlichen Intervalls eine
besondere Bedeutung zu. Hierbei kann die ärztliche Expertise beim telemedizinischen
Zentrum des Klinikums Oldenburg angefordert werden und die Patientenbehandlung mit
telemedizinischer Unterstützung bis zum Eintreffen des RTH erfolgen (Klinikum Oldenburg (Hrsg.), 2019). Neben diesen unterschiedlichen deutschen Konzepten soll ein Blick
auf amerikanische Systeme präklinischer Telemedizin geworfen werden, die z. T. andere
Ansätze verfolgen (Koppenberg, Briggs, Wedel & Conn, 2002).

Diese Projekte und TNA-Systeme werden nachfolgend mit den organisatorischen und
technischen Besonderheiten beschrieben und abschließend einander gegenübergestellt.

3.4.1 Telenotarzt Aachen

Das TNA-System aus Aachen ist nicht auf Tracerdiagnosen, wie Herzinfarkt oder Apoplex, beschränkt, sondern ist ein ganzheitliches System, um die ärztliche Expertise sofort
an die Einsatzstelle zu bringen. Die Entwicklung dieses holistischen TNA-Systems gliederte sich in verschiedene Phasen (Brokmann et al., 2017b).

Das Projekt TemRas wurde in Nordrhein-Westfalen im Zeitraum von August 2012 bis
Juli 2013 in einer Projektphase getestet und wissenschaftlich begleitet. Hierzu wurden
insgesamt sechs RTW mit der nachfolgend beschriebenen Telematikinfrastruktur ausgestattet. Zwei dieser RTW wurden im städtischen Bereich und die restlichen vier im
ländlichen Bereich eingesetzt (Brokmann et al., 2015). Eine Erstveröffentlichung von
Bergrath et al. berichtet zunächst von fünf ausgestatteten RTW im ersten Monat des
Projektes (Bergrath et al., 2013). Die primäre Dispositionsgrundlage der RLS zur Alarmierung und Entsendung der NA zur Einsatzstelle wurde nicht angepasst. Jedoch konnten die entsprechend ausgerüsteten Rettungsmittel jederzeit Unterstützung durch eine

oder einen TNA anfordern. Die TNA standen in der ersten Projektphase werktags acht Stunden zur Verfügung. In der weiteren Phase wurde die Vorhaltung der TNA auf werktags zwölf Stunden ausgeweitet. Weiterhin wurden spezielle leitliniengerechte Verfahrensanweisungen erstellt und 14 TNA und 178 RettAss in einem Tagesseminar geschult.

Für die Auswahl der TNA wurden folgende Kriterien festgelegt: Sie mussten aktiv im Notarztdienst mit einer Erfahrung von wenigstens 500 Notarzteinsätzen sein, einen Facharztstandard mit der Zusatzbezeichnung Notfallmedizin nachweisen und die Qualifikation zum oder zur leitenden NA besitzen. Weiterhin mussten die TNA sowohl Nachweise über einen zertifizierten Traumaversorgungs- und Reanimationskurs erbringen als auch die spezielle TemRas-Schulung besuchen (Brokmann et al., 2015).

Die technische Ausstattung gliederte sich in zwei Bereiche. Zum einen mussten die entsprechenden RTW mit der notwendigen Infrastruktur ausgestattet, und zum anderen ein TNA-Arbeitsplatz bereitgestellt werden. Die technischen Komponenten und die Telematik wurden zuvor in einem Pilotprojekt auf einem NAW getestet. Die betreffenden RTW wurden mit einer selbstentwickelten *peeq-Box* ausgestattet, die mit dem EKG-Monitor verbunden wurde und zur Datenübertragung als zentrale Schnittstelle im RTW verwendet wurde. Bei der Patientenversorgung außerhalb des RTW konnte über diese *peeq-Box* zur Datenübertragung auf drei Mobilfunknetze zurückgegriffen werden. Im RTW konnten über eine zusätzliche Dachantenne fünf Mobilfunknetze genutzt werden, um die Vitaldaten der Patientin oder des Patienten an die TNA zu übermitteln. Die TNA hatten dadurch einen kontinuierlichen Zugriff auf die nichtinvasiven Blutdruckwerte, Drei-Kanal-EKG, Pulsoxymetrie und bei Bedarf auch auf eine Zwölf-Kanal-EKG-Ableitung. Weiterhin war die Besatzung vor Ort, über Bluetooth mit der *peeq-Box* gekoppelter Headsets, zur Audioübertragung mit der oder dem TNA verbunden. Bilder konnten über ein Smartphone übermittelt werden und ein Echtzeitvideo erfolgte über eine Deckenkamera im RTW (Bergrath et al., 2013). Smartphone und Kamera waren ebenfalls mit der *peeq-Box* verbunden. Eine Verbindung zwischen Equipment und *peeq-Box* war sowohl über Bluetooth und LAN als auch über WLAN möglich. Als Rückfallebene konnte bei einem Ausfall der Datenübertragung zwischen der *peeq-Box* und dem TNA-Arbeitsplatz eine telefonische Verbindung über das zur Bildübertragung genutzte Smartphone hergestellt werden (Brokmann et al., 2015). Der Arbeitsplatz der oder des diensthabenden TNA war räumlich der RLS Aachen angegliedert, jedoch aus Datenschutzgründen von der eigentlichen RLS getrennt. Die TNA hatten über bereitgestellte Bildschirme Einblick in die übertragenen Vitalparameter und EKG-Kurven. Ebenso wurde eine eigene Softwarelösung für die Bild- und Videoübertragung entwickelt. In dieser erfolgte auch die Dokumentation der TNA. Über die EDV-Systeme konnten die TNA auf die entwickelten Verfahrensanweisungen zur Therapie z. B. eines akuten Koronarsyndroms, eines Apoplex, einer Analgesie oder eines Traumas zugreifen. Die Datenübertragung zwischen RTW und TNA fand über eine gekapselte VPN-Verbindung statt. Die Daten wurden durch einen zeitgemäßen Verschlüsselungsstandard einer Ende-zu-Ende-Verschlüsselung gesichert (Bergrath et al., 2013).

Nach der Projektphase wurde das System 2014 in den Regelbetrieb überführt. Die TNA stehen *rund um die Uhr* zur Verfügung und werden seitdem durch die Kostenträger vollständig finanziert. Seit Anfang des Jahres 2015 sind alle RTW im Stadtgebiet Aachen und in den angrenzenden Landkreisen vollwertig mit allen Komponenten für die telemedizinische Unterstützung ausgerüstet. Ebenso wurde der für die Erstalarmierung geltende Notarztindikationskatalog an die Gegebenheiten in Aachen und Umland angepasst. Somit fährt bei Meldebildern wie Schlaganfall ohne Bewusstlosigkeit, hypertensiver Notfall oder Analgesie bei vital stabilen Patientinnen und Patienten keine herkömmliche bzw. kein herkömmlicher NA zur Einsatzstelle. Diese Einsätze werden regelhaft mit einem RTW und der oder dem optional möglichen TNA bedient (Rossaint et al., 2017).

3.4.2 Telenotarzt Straubing

Im TNA-Projekt aus dem Bereich Straubing sollen insbesondere Erfahrungen mit der telemedizinischen notärztlichen Unterstützung in ländlichen Gebieten gesammelt und evaluiert werden. Die Pilotphase wurde von Juli bis Dezember 2018 durchgeführt. Am Projekt beteiligten sich zunächst neun Ärztinnen und Ärzte, die im Zeitraum von 7:30 Uhr bis 19:30 Uhr täglich zur Verfügung standen. Der TNA-Arbeitsplatz ist räumlich in der RLS Straubing bereitgestellt und aus Datenschutzgründen von den eigentlichen Dispositionsarbeitsplätzen getrennt. Regelhaft werden durch die eingesetzten TNA die Diagnosen Schlaganfall, schweres Schädel-Hirn-Trauma, Polytrauma, Sepsis, Herzinfarkt und plötzlicher Herzkreislaufstillstand behandelt und an die bzw. an den ggf. eintreffenden NA übergeben (Koncz et al., 2019). Bei den eingesetzten TNA handelt es sich um besonders qualifizierte und geschulte NA aus vier örtlichen Krankenhäusern im Gebiet Straubing. Sie sollen vor allem das therapiefreie ärztliche Intervall verkürzen und eine zusätzliche Möglichkeit in der Notfallversorgung von Patientinnen und Patienten darstellen. Es kommt jedoch zunächst zu keiner Substitution der NEF-Einsätze. In der ersten Pilotphase wurden von den TNA durchschnittlich 2,5 Einsätze pro Schicht mit einem Peak von neun Einsätzen durchgeführt (Koncz et al., 2019). Finanziert wird das Projekt TNA in Straubing über den Innovationsfond des Gemeinsamen Bundesausschusses und der Arbeitsgemeinschaft der Krankenkassenverbände Bayern (IQ.medworks (Hrsg.), 2019).

Die telemedizinische Ausstattung der für solche Einsätze vorgesehenen RTW umfasst eine Datenübertragung des EKG-Monitors sowie eine Audioverbindung zwischen RTW-Besatzung und TNA. Weiterhin ist die RTW-Besatzung mit einer Bodycam ausgestattet. Somit ist eine Videoübertragung auch außerhalb des RTW unidirektional an die oder den

TNA möglich. Die oder der TNA kann hierdurch einen vollumfänglichen Eindruck der tatsächlichen Notfallsituation auch außerhalb des Rettungsmittels gewinnen. Die RTW-Besatzung vor Ort klärt die Patientinnen und Patienten sowie die weiteren am Notfall beteiligten Personen über das Hinzuziehen einer oder eines TNA auf. Eine Aufschaltung einer oder eines TNA ist ohne Zustimmung der RTW-Besatzung, die ihrerseits eine Patientenzustimmung einholen muss, somit nicht möglich. (IQ.medworks (Hrsg.), 2019).

3.4.3 Telenotarzt Gießen/Marburg

Auf der Grundlage eines Callback-Systems, das der Freigabe von Morphin und im weiteren Verlauf der Delegation weiterer ärztlicher Maßnahmen an NotSan und RettAss diente, wurde mit einer Förderung des Landes Hessen und der Kostenträger in den Landkreisen Marburg-Biedenkopf und Gießen das Projekt TNA initiiert. Dieses TNA-Projekt erstreckt sich mit verschiedenen Projektphasen über den Zeitraum vom 01. Januar 2019 bis voraussichtlich 31. Dezember 2021. Während des Projektes werden in beiden Landkreisen insgesamt zwölf RTW mit der notwendigen Technik für die telemedizinische Konsultation ausgestattet. Für die Auswahl der Rettungsmittel wurden verschiedene Kriterien angelegt. Hierbei ist es entscheidend, dass am RTW-Standort kein NEF stationiert ist. Eine paritätische Verteilung auf die beiden Landkreise und die dort tätigen Leistungserbringer war ebenso zu beachten wie die Anzahl von Einsätzen in Zusammenhang mit der Tracerdiagnose Akutes Koronarsyndrom (ACS) an den jeweiligen Standorten. Darüber hinaus sollten möglichst je zwei RTW aus den Kreisstädten Marburg und Gießen sowie je vier periphere RTW aus dem Umland mit den telemedizinischen Komponenten ausgestattet werden. Mit dem Projekt wird überprüft, ob der TNA-Einsatz zu einer Reduktion von nicht notwendigen NEF-Einsätzen ohne Qualitätsverlust beitragen kann. Zudem wird evaluiert, ob durch TNA die Patientinnen und Patienten bedarfsgerechter zu weiteren Versorgungseinrichtungen gesteuert werden können. Weiterhin soll speziell untersucht werden, ob das TNA-System geeignet ist, eine Patientin oder einen Patienten mit einem kreislaufstabilen ACS ohne Hinzuziehen einer oder eines konventionellen NA angemessen zu versorgen (Humburg, 2019). Ebenso sollen durch die Implementierung des TNA-Systems die konventionellen NA für die tatsächlichen NA-Indikationen und -Notfallbilder zur Verfügung stehen, bei denen manuelle und notärztliche Expertise an der Einsatzstelle benötigt wird. Insbesondere bei der organisatorischen und rechtlichen ärztlichen Expertise sollen TNA als Entlastung der NEF dienen. So ist es mit TNA-Unterstützung möglich, Patientinnen und Patienten rechtssicher, ohne die physische Anwesenheit von Ärztinnen und Ärzten, nicht in Kliniken bzw. in den stationären Sektor einzuliefern, sondern auch an den ÄBD oder an Hausärztinnen und Hausärzte zu verweisen (Landkreis Gießen (Hrsg.), 2020).

Die technische Ausstattung zur Durchführung der Telemedizin in den Landkreisen Marburg-Biedenkopf und Gießen gliedert sich in zwei Bereiche. Die TNA nutzen eine Microsoft Surface Go mit WLAN und Mobilfunkverbindung sowie ein privates Telefon. Als Software kommt Corpuls web live zur Anwendung. Dadurch werden die Daten des EKG-Monitors des jeweiligen RTW übertragen. Die TNA sind an keinen festen Arbeitsplatz gebunden, sodass ihre telemedizinische Unterstützung ortsunabhängig stattfindet. Im Bereich der RTW wird zum einen ein Diensthandy für den Telefonkontakt verwendet und zum anderen werden die EKG-Monitore *Corpuls C3* mit einer *Multi-API-Karte* aufgerüstet. Dadurch können die Vital- und Patientendaten über eine gesicherte Verbindung an die oder den TNA übertragen werden. Auf visuelle Übertragungen von Bildern oder Videos wird im Projekt bewusst verzichtet, um die Anforderungen gering zu halten und ein *schlankes* TNA-System einführen und evaluieren zu können (Humburg, 2019).

Für dieses Projekt wurden zu Beginn auf jeder Rettungswache mit einem telemedizinisch ausgerüsteten RTW ein bis zwei NotSan im Umgang mit dem neuen System geschult. Diese Schulung soll für alle weiteren NotSan und RettAss der jeweiligen Rettungswachen zeitnah durchgeführt werden. Ebenso ist eine Schulung aller verantwortlichen NotSan und RettAss in beiden Landkreisen im Rahmen der jährlichen Pflichtfortbildung geplant. Für den Einsatz als TNA stehen die erfahrenen Ärztinnen und Ärzte aus dem vorhergegangenen Callback-System zur Verfügung. Es ist vorgesehen, dass eine oder ein TNA jeweils nur einen Einsatz übernimmt. Für einen gleichzeitig zu betreuenden Einsatz (Duplizitätsfall) steht eine zweite bzw. ein zweiter TNA zur Verfügung (Humburg, 2019).

Für die Nachforderung einer oder eines TNA sowie für die vollständige Patientenaufklärung über die Telemedizin ist das Rettungsteam vor Ort zuständig. Dieses informiert per Diensthandy die zuständige RLS über die Notwendigkeit eines TNA-Einsatzes. Die Einsatzsachbearbeiterin oder der Einsatzsachbearbeiter der RLS informiert die oder den zuständigen TNA über das Gespräch, gleichzeitig wird die dazugehörige Einsatznummer für den Aufbau der Datenverbindung übermittelt. Somit ist eine Dokumentation des Gespräches zwischen NotSan oder RettAss und TNA über die RLS sichergestellt. Die oder der TNA kann nach Aktivierung der Telemetrie durch die RTW-Besatzung die Daten, wie z. B. die Vitalparameter, in Echtzeit einsehen. Hierbei werden sowohl die Daten der RTW-Besatzung als auch jene der Patientin oder des Patienten anonymisiert. Ein telemedizinischer Datenaustausch kann nur durch die RTW-Besatzung technisch über die Telemetrieeinheit gestartet werden (Humburg, 2019).

3.4.4 Telenotarzt Vorpommern-Greifswald

Das TNA-Projekt im Landkreis Vorpommern-Greifswald findet im Rahmen des Gesamtprojektes *Land|Rettung*, das durch den Innovationsfonds gefördert wird, statt. Das TNA-

Projekt stellt eine von vier Säulen zur Verbesserung der Versorgungssituation bei medizinischen Notfällen im Landkreis Vorpommern-Greifswald dar. Die weiteren drei Säulen des Projektes *Land\Rettung* sind eine Ersthelfer-App, eine Stärkung der Wiederbelebungskompetenzen der Bevölkerung sowie eine Verknüpfung und Zusammenarbeit von ÄBD, Rettungsdienst und ZNA der dortigen Krankenhäuser. Ziel dieses Projektes ist, eine messbare Verbesserung der Versorgungssituation bei knapper werdenden Ressourcen zu erreichen und das TNA-Konzept auf andere vergleichbare Landkreise in Deutschland übertragbar zu machen (Hasebrook, Scheer, Hahnenkamp & Brinkrolf, 2017). Der Gesetzgeber in Mecklenburg-Vorpommern erachtet den Einsatz von Telemedizin in der präklinischen Notfallrettung als mögliche Option bei der Ausgestaltung des Rettungsdienstes (Metelmann et al., 2019).

Für das TNA-Projekt, das im Oktober 2017 begann, wurden sechs RTW-Standorte ausgewählt, die telemedizinisch aufgerüstet wurden. An vier dieser Standorte sind keine NEF regelhaft stationiert. Dort soll insbesondere das therapiefreie ärztliche Intervall durch den TNA-Einsatz verkürzt werden. Bei den beiden anderen RTW-Standorten soll vorrangig der Bereich der Sekundärverlegungen zwischen Krankenhäusern möglichst ohne konventionelle NA durchgeführt und evaluiert werden. Der Arbeitsplatz der TNA befindet sich in abgeschlossenen Räumlichkeiten der RLS Greifswald. Dort steht den TNA ein vollwertiger Einsatzleitplatz zur Verfügung, der mit entsprechender Technik für die Telemedizin ergänzt wurde. Dies umfasst ein abgestimmtes Telefon-Tool für eine einfache Steuerung von Audiokonferenzen, ein System für das Einsatzmanagement und den Datenaustausch zwischen den Rettungsmitteln und der oder dem TNA sowie ein spezielles Dokumentationsprogramm für die umfassende Einsatzdokumentation. Eine oder ein TNA steht an 365 Tagen *rund um die Uhr* zur Verfügung und wird vom Universitätsklinikum Greifwald gestellt. Als fachliche Qualifikation müssen die TNA eine Facharztausbildung mit Zusatzbezeichnung Notfallmedizin und mehr als 500 Einsätze als NA vorweisen. Darüber hinaus wird verlangt, dass sie als Leitende NA qualifiziert sind. Sowohl das ärztliche als auch das nichtärztliche Personal ist durch interne Schulungen und Hospitationsbesuche in Aachen auf das Projekt vorbereitet worden (Eigenbetrieb Rettungsdienst des Landkreises Vorpommern-Greifswald (Hrsg.), 2020).

Die in den RTW eingesetzte Technik für Telemedizin orientiert sich an der Konzeption, die bereits in Aachen genutzt wurde. Zum Einsatz kommen in Vorpommern-Greifswald ebenfalls eine peeq-Box zur Datenübertragung, eine Deckenkamera im RTW für eine mögliche Videoübertragung sowie Headsets und ein Smartphone zur gesicherten Übertragung von Bildern. Somit stehen den TNA eine Liveansicht der Vitaldaten des EKG-Monitors, eine Audioverbindung zur RTW-Besatzung, ein Livevideostream aus dem RTW und Bilder via Smartphone zur Verfügung. Weiterhin ist es den TNA möglich, ein

Einsatzprotokoll für die Klinikübergabe direkt im RTW auszudrucken (Eigenbetrieb Rettungsdienst des Landkreises Vorpommern-Greifswald (Hrsg.), 2020).

Ein zentrales Einsatzfeld für die TNA in Vorpommern-Greifswald ist insbesondere die Überbrückung des therapiefreien ärztlichen Intervalls. Hierbei kann ein RTW ohne NA alarmiert und durch die oder den TNA unterstützt werden. Eine weitere Option besteht darin, dass zu TNA-Einsätzen auf Anweisung der oder des TNA eine konventionelle bzw. ein konventioneller NA nachalarmiert wird, wenn dies aus medizinischer Sicht notwendig ist. Zudem kann die oder der TNA die Wartezeit bis zum Eintreffen der konventionellen bzw. des konventionellen NA ausfüllen, damit sich die ärztliche Therapie der Notfallpatientin oder des Notfallpatienten nicht verzögert. Ebenso können TNA als notärztliche Supervision hinzugezogen oder unter Erfüllung spezieller Kriterien für ärztlich begleitete Sekundärtransporte eingesetzt werden (Eigenbetrieb Rettungsdienst des Landkreises Vorpommern-Greifswald (Hrsg.), 2020).

3.4.5 Telenotarzt in der Off-Shore-Versorgung

Im Klinikum Oldenburg ist die TNA-Zentrale für das Projekt *WINDEAcare* angesiedelt. Das Ziel besteht darin, dass unter Einsatz der Telemedizin die ärztliche Expertise bei Notfällen direkt zu den entlegenen Gebieten, z. B. Off-Shore-Windparks, gelangt. Dies stellt insbesondere im Vergleich zur Eintreffzeit eines RTH einen großen Zeitvorteil dar. Die Telemedizinerinnen und Telemediziner können so vor dem Eintreffen des RTH Ersthelfern, RettAss oder NotSan Anweisungen zur weiterführenden medizinischen Versorgung erteilen und diagnostisch tätig werden (Klinikum Oldenburg (Hrsg.), 2019). Sobald im Off-Shore-Zuständigkeitsbereich der Leitstelle *Ventus medic* ein medizinischer Notfall gemeldet wird und die Notwendigkeit für eine telemedizinische Unterstützung vorliegt, alarmiert die Leitstelle neben den tradierten Rettungsmitteln gleichzeitig die oder den TNA. Diese oder dieser unterstützt die vor Ort befindlichen Helfer in der Supervision der stattfindenden Maßnahmen, stellt die medizinische Diagnose und delegiert und überwacht ärztliche Maßnahmen. Weiterhin dokumentiert die oder der TNA alle Maßnahmen und Befunde des Notfallgeschehens. Somit soll die Breite der medizinischen Maßnahmen bei der Patientenbehandlung im Off-Shore-Bereich erhöht und die Qualität der durchgeführten Maßnahmen an der Patientin bzw. am Patienten verbessert werden (Franz, 2016). Insbesondere sind für den weiteren Behandlungsverlauf wichtige Entscheidungen zu treffen. Dazu gehören die Fragen, ob die Patientin oder der Patient an Land transportiert werden muss, vor Ort bleiben kann oder eine lebensbedrohliche Situation vorliegt. Weiterhin muss festgelegt werden, welche medizinischen Maßnahmen zur bestmöglichen Patientenversorgung zu veranlassen und durchzuführen sind (Klinikum Oldenburg (Hrsg.), 2019). Hierfür steht den TNA ein eigener Arbeitsplatz für den Zugriff auf die übermittelten Daten und die weitere Recherche von benötigten Informationen zur

Verfügung. Somit können sich auch die TNA ein möglichst vollständiges Lagebild über die Situation vor Ort machen und nach gültigen Leitlinien die Patientenversorgung einleiten. Hierzu haben sie Zugriff auf standardisierte Algorithmen, Prozesse und Verfahren. Um mögliche Probleme und Fehlinterpretationen zu vermeiden, werden sowohl die TNA als auch das nichtärztliche Personal, das vor Ort die Maßnahmen durchführt, speziell geschult. Dies findet anhand von Simulationstrainings statt (Franz, 2016).

Zur Durchführung der Telemedizin im Klinikum Oldenburg kann auf viele aktuell verfügbare Kommunikationswege zurückgegriffen werden. So kann die Datenübermittlung entweder über Mobilfunk oder Satellit stattfinden oder dafür zur Verfügung stehende WLAN-Netze genutzt werden. Es werden sowohl Audio- als auch hochauflösende Videosignale zwischen der Telemedizin-Zentrale und der Notfallstelle übertragen. Weiterhin werden sowohl die Vitaldaten der Notfallpatientin oder des Notfallpatienten als auch, falls notwendig, Ultraschallbilder an die oder den TNA übermittelt (Klinikum Oldenburg (Hrsg.), 2019). Durch die Anbindung an eine Klinik der Maximalversorgung stehen im Bedarfsfall Expertinnen und Experten aus allen medizinischen Fachdisziplinen zur Verfügung. Dies stellt eine sehr umfassende Fachexpertise im Bedarfsfall für die telemedizinische Unterstützung dar. Eine Einbindung in das medizinische Qualitätsmanagement unterstreicht den angestrebten hohen Durchführungsstandard (Franz, 2016).

Diesen telemedizinischen Ansatz macht sich ebenfalls ein Pilotprojekt zur Entlastung des ÄBD zunutze. Hierbei fährt, je nach Abfrageergebnis der ÄBD-Telefonzentrale, zunächst eine geschulte Fachkraft (Krankenpflegerin oder Krankenpfleger, NotSan oder RettAss) mit telemedizinischer Ausrüstung zur Patientin oder zum Patienten. Diese kann bei Bedarf Kontakt zur Telemedizinzentrale des Klinikums Oldenburg aufnehmen, um das weitere Behandlungsprocedere zu besprechen. Dies soll zum einen zu einer Entlastung des ÄBD und zum anderen zu einer niedrigeren Einweisungsrate in die Krankenhäuser führen. Bei diesem Projekt wird eine Audio- und Videoverbindung zwischen der Telemedizinzentrale und den Patientinnen und Patienten hergestellt. Weiterhin ist es der besonders geschulten Gesundheitsfachkraft vor Ort möglich, ein Zwölf-Kanal-EKG und weitere Vitalwerte, wie Blutdruck, an die oder den TNA zu senden. Die oder der TNA entscheidet mit der Patientin oder dem Patienten über das weitere medizinische Vorgehen (Overheu, 2019).

3.4.6 Telemedizin in den USA

Um nachfolgend Beispiele von telemedizinischer Unterstützung in den USA darstellen zu können, wird zunächst auf die Unterschiede in der Notfallversorgung zwischen Deutschland und den USA eingegangen. Plakativ kann gesagt werden, dass die beiden Systeme nach folgenden Prinzipien funktionieren: *scoop and run* in den USA und *stay and play* in Deutschland. In den USA findet die ärztliche Notfallversorgung grundsätzlich in den *emergency rooms* der Kliniken statt. Für die dortige Tätigkeit ist eine Facharztweiterbildung als *emergency room doctor* notwendig. Diese Qualifikation stellt im Gegensatz zu Deutschland eine eigene medizinische Fachrichtung dar. Der Tätigkeitsbereich erstreckt sich über alle Notfälle und nicht nur, wie es für die deutschen NA üblich ist, auf lebensbedrohliche Fälle. Für die Patientenversorgung am Notfallort und den Transport der Notfallpatientinnen und Notfallpatienten in eine geeignete Klinik ist in den USA der *paramedic* zuständig. Die entsprechende Ausbildung ist üblicherweise in drei Phasen gegliedert. Am Anfang erfolgt die *basic*-Ausbildung, bei der die Durchführung aller Basismaßnahmen an der Patientin bzw. am Patienten während ca. 150 Stunden gelehrt wird. Darauf aufbauend kann die Qualifikation als *intermediate* erworben werden, die zur Intubation und zum Legen eines Venenzuganges befähigt, jedoch nicht zur Applikation von Medikamenten ausreichend ist. Diese Weiterqualifizierung wird mit zusätzlichen 64 Stunden erlangt. Die höchstmögliche Qualifikation stellt der *paramedic* dar. Hierfür wird eine weitere zwölf- bis 14-monatige Ausbildung vorausgesetzt. Der *paramedic* ist nach vorgegebenen Algorithmen, die auf den vorherigen Tätigkeiten aufbauen, auch zur Medikamentenverabreichung befähigt. Auf eine Ärztin oder einen Arzt am Notfallort wird in den USA im Regelfall verzichtet. Das amerikanische Rettungsdienstsystem ist jedoch nicht einheitlich organisiert (Koppenberg, Briggs, Wedel & Conn, 2002). Im Folgenden wird darauf nicht näher eingegangen und für weitere Informationen auf die Fachliteratur verwiesen.

Das oberste Ziel in der amerikanischen Notfallversorgung ist die Verkürzung des therapiefreien Intervalls durch schnellstmöglichen Transport der Notfallpatientinnen und Notfallpatienten zur klinischen Versorgung. Dies steht im Gegensatz zum deutschen Paradigma der schnellstmöglichen ärztlichen Therapieeinleitung direkt am Notfallort (Koppenberg, Briggs, Wedel & Conn, 2002). Nachfolgend soll besonders auf die Telemedizin im Bereich Houston eingegangen werden, da im Verlauf dieser Arbeit ein Bezug zu einer Studie, die in dieser Stadt durchgeführt wurde, hergestellt wird.

In Houston und im Bereich von Liberty County in Texas ist das telemedizinische Unterstützungssystem *DREAMS* im Einsatz. Der Name setzt sich aus den Anfangsbuchstaben des Begriffs *Disaster Relief and Emergency Medical Services* zusammen und stammt ursprünglich aus der Militärforschung der USA. Hierbei wird eine Verbindung zwischen dem Rettungsteam und einem *emergency room* hergestellt. Die verwendete Telemedizintechnik bei *DREAMS* setzt sich aus Videokameras an der Decke des Rettungsmittels, einer Headset-Audio-Kommunikation, einem Kartenleser, einem tragbaren Touchbedienfeld für die Telemedizinausstattung und einer entsprechend aufgerüsteten Medizinprodukteausstattung zusammen. Verwendet werden die Komponenten des Herstellers *LifeBot*. Im *emergency room* werden die Daten und die Videoübertragung auf zwei großen Bildschirmen angezeigt. In diesem Zusammenhang ist zu erwähnen, dass sowohl die Vitalparameter als auch ein Zwölf-Kanal-EKG, ein Ultraschall und eine Blutgasanalyse durchgeführt und dargestellt werden können. In diesem System ist es darüber hinaus möglich, dass die bzw. der *emergency room doctor* die Kontrolle über Medizinprodukte im Rettungsmittel übernimmt. So lassen sich über einen Fernzugriff Beatmungsparameter verändern, Kameras schwenken oder eine neue Blutdruckmessung initialisieren. Weiterhin besteht die Möglichkeit, Anweisungen direkt als Text auf die Touchbedieneinheit des Rettungsmittels zu senden. Somit können Kommunikationsfehler bei einer Anweisung zur Medikamentenapplikation minimiert werden (White, 2011). Zur Datenübertragung werden unterschiedliche Standards genutzt. Mobilfunk, Satellitenkommunikation sowie Funk werden bei Bedarf verwendet und zur Erhöhung der Bandbreite gebündelt, um eine maximale Ausnutzung der Kapazitäten auch bei schlechter Netzabdeckung zu ermöglichen (LifeBot, 2018).

Ebenso wurde in Houston die *Mobile Stroke Unit* 2014 etabliert. Diese Einheit ist mit einem *paramedic* des *Houston Fire Department*, einer Krankenschwester oder einem Krankenpfleger, einer medizinisch-technischen Assistentin oder einem Assistenten sowie einer Neurologin oder einem Neurologen besetzt. Weiterhin ist diese Einheit telemedizinisch ausgerüstet, um die Untersuchungsergebnisse an eine Klinik zu übertragen. Dort können die Ergebnisse von weiteren Spezialistinnen und Spezialisten gesichtet werden. Grundsätzlich sollte bei diesem Projekt der Nutzen der Telemedizin untersucht werden, da eine solche personelle Besetzung aus ökonomischer Sicht nicht kosteneffektiv ist (Wu et al., 2017).

Weiterhin wurden Rettungsmittel in Houston mit telemedizinischer Unterstützung ausgerüstet, um die Versorgungsdringlichkeit und Transportnotwendigkeit von Patientinnen und Patienten festzustellen. Hierfür wurde im Rahmen des Projektes *ETHAN* (*Emergency Telehealth and Navigation*) auf Tablets für die Rettungsmittel zurückgegriffen. Somit ist eine Kommunikation zwischen der Ärztin oder dem Arzt, die bzw. der eigens für dieses Projekt im *Houston Emergency Center* werktags von 8 Uhr bis 21 Uhr und am Wochenende von 10 Uhr bis 18 Uhr zur Verfügung steht, und den Patientinnen und Patienten möglich. Dies geschieht über eine gesicherte Videokonferenz. Darüber hinaus können sowohl Vitaldaten als auch allgemeine Informationen zur Krankengeschichte und Medikation aus Patientendatenbanken übertragen werden. Eine körperliche Untersuchung kann auf Anweisung der Telemedizinerin bzw. des Telemediziners durch die vor Ort befindlichen *paramedics* durchgeführt werden. Als Unterstützung werden diverse Softwaresysteme für eine Verbesserung der Patientensteuerung in die Kliniken und Portale von Taxiunternehmen, falls der Transport nicht mit einer *ambulance* durchgeführt werden muss, bereitgestellt. Für die Transportentscheidung und den weiteren Behandlungsablauf ist die zuständige Ärztin oder der zuständige Arzt verantwortlich. So kann entweder ein Notfalltransport mit dem vor Ort befindlichen Rettungsmittel, ein zeitnaher Transport in eine Klinik mit einem Taxi oder eine ärztliche Untersuchung in den nächsten zwei Tagen mittels eines Überweisungsscheins für die Patientinnen und Patienten veranlasst werden. Das ärztliche Personal musste, um in diesem Projekt tätig zu werden, wenigstens fünf Jahre Erfahrung in einem örtlichen Krankenhaus vorweisen und an einem vierstündigen Einführungsseminar teilnehmen, um in diesem Projekt tätig zu werden (Langabeer et al., 2016).

3.4.7 Vergleich der Telenotarztsysteme
Nachdem verschiedene Ansätze von TNA-Systemen beschrieben und dargestellt wurden, werden im Folgenden markante Unterschiede und Gemeinsamkeiten der Systeme herausgearbeitet. In Tabelle 3 sind die Kernmerkmale der zuvor beschriebenen Systeme dargestellt.

Tabelle 3: Vergleich der Telenotarztsysteme

TNA-System	Aachen	Straubing	Gießen/ Marburg	Off-Shore	Vorpom- mern/ Greifswald	USA / Houston
Daten- übertra- gung	Mobilfunk (bis zu fünf Anbieter)	Mobilfunk	Mobilfunk	Mobilfunk, Satellit	Mobilfunk (bis zu fünf Anbieter)	Mobilfunk, Satellit, Funk
Audio/ Bild/Video	ja (Video nur im RTW)	ja, plus Bo- dycam	nur Audio	ja	ja (Video nur im RTW)	ja
Vital- parameter	ja, inkl. 12- Kanal- EKG	ja, inkl. 12- Kanal- EKG	ja, inkl. 12- Kanal- EKG	ja, inkl. 12- Kanal- EKG und Ultraschall	ja, inkl. 12- Kanal- EKG	ja, inkl. 12- Kanal- EKG und Ultraschall, Blutgase
Ort der TNA	RLS	RLS	örtlich un- gebunden	Klinik, Maximal- versorger	RLS	emergency room/ emergency center
paralleler NEF-Alarm	anfangs Ja	ja	ja, ggf. später, bei ACS nicht	ja, falls er- forderlich	ja	nein
geänderte NA- Indikation	im Verlauf ja	nein	nein, ggf. später bei ACS	nein	nein	nein

(Quelle: eigene Darstellung, in Anlehnung an Bergrath et al., 2013; Brokmann et al., 2015; Koncz et al., 2019; Eigenbetrieb Rettungsdienst des Landkreises Vorpommern-Greifswald (Hrsg.), 2020; IQ.medworks (Hrsg.), 2019; Franz, 2016; White, 2011; Langabeer et al., 2016; Humburg, 2019)

Diese Übersicht zeigt, dass eine Datenübertragung über das Mobilfunknetz etabliert ist. In 83 % der Fälle funktioniert eine konsistente Datenübertragung bei Verwendung eines Mobilfunkanbieters, demnach ist eine Kanalbündelung in einigen Projekten vorgesehen. Dies soll eine stabile Verbindungsqualität ermöglichen (Hirsch et al., 2016). Üblicherweise findet neben einer Audioübertragung auch eine Videokonsultation statt, eine Ausnahme bildet das Projekt in den Landkreisen Gießen und Marburg. Im Projekt Straubing können darüber hinaus auch mittels Bodycams Videodaten direkt vom Notfallort gesendet werden. Weiterhin werden neben einer kontinuierlichen Vitalparameterübertragung ebenfalls in allen Projekten Zwölf-Kanal-EKG übertragen. Sowohl bei der Off-Shore-Versorgung als auch in Houston besteht darauf aufbauend die Möglichkeit der Ultraschallübertragung. Das Übermitteln von Blutgaswerten wird in den deutschen Projekten nicht unterstützt, jedoch in den USA. Was den Arbeitsort der TNA anbelangt, gibt es keinen Konsens, präferiert wird in den untersuchten Projekten in Deutschland der Sitz in einer RLS. Während der Projektphase der TNA-Systeme kam es zu Beginn zu keiner Anpassung des etablierten Notarztindikationskataloges und somit neben dem Einsatz der TNA zu einem Parallelalarm von NEF durch die zuständige RLS. Dies änderte sich jedoch mit Überführung des TNA-Systems aus Aachen in den Regelbetrieb und ist für den Bereich Gießen und Marburg ebenfalls angedacht (Humburg, 2019).

4   Präklinische Versorgung und Telemedizin

Nachdem verschiedene TNA-Systeme beschrieben und einander gegenübergestellt wurden, sollen nun zunächst anhand einer Literaturrecherche die Auswirkungen von telemedizinischen Anwendungen im Bereich des Rettungsdienstes dargestellt werden. In diesem Zusammenhang werden insbesondere Auswirkungen auf die Qualitätsdimensionen im Gesundheitswesen erörtert. Da zurzeit lediglich ein holistisches TNA-System im Regelbetrieb etabliert ist und die Studienlage sich auf dieses konzentriert (Brokmann et al., 2015), werden ebenfalls aktuelle Erkenntnisse zur telemedizinischen Unterstützung im präklinischen Bereich für spezielle Notfallsettings dargestellt und in Bezug auf die Auswirkungen auf die Qualitätsdimensionen beschrieben. Dem folgend wird der aktuelle Erkenntnisstand für ganzheitliche TNA-Systeme wiedergegeben. Darauf aufbauend wird eine explorative, qualitative Expertenbefragung durchgeführt, um weitere Auswirkungen auf die Qualitätsdimensionen durch die Einführung eines TNA-Systems zu detektieren und mögliche Ansätze für Folgeuntersuchungen oder Anpassungen der TNA-Konzepte darlegen zu können.

4.1   Die präklinische Telemedizin und ihre Auswirkungen

Bereits 2014 konnte in einer Übersichtsarbeit von Amadi-Obi et al. gezeigt werden, dass im Bereich der Schlaganfall-, Herzinfarkt- und Traumaversorgung die Telemedizin positive Auswirkungen auf den weiteren Verlauf der medizinischen Versorgung hat (Amadi-Obi et al., 2014). In diese Übersichtsarbeit wurden 39 englischsprachige Arbeiten eingeschlossen und detailliert untersucht. Es herrscht bei der Studienanzahl ein Ungleichgewicht bezogen auf die medizinischen Fachgebiete. Im Bereich der Schlaganfallforschung konnten 25 Studien beurteilt werden. Demgegenüber ist die Kardiologie mit fünf und die Traumatologie mit neun Studien in dieser Übersichtsarbeit vertreten (Amadi-Obi et al., 2014). Dass insbesondere im Bereich der Traumatologie weiterer Forschungsbedarf für mögliche präklinische telemedizinische Unterstützung besteht und welche Auswirkungen dies auf den Behandlungsverlauf, die Mortalität und somit die Ergebnisqualität hat, wird von Eder et al. vier Jahre später erneut unterstrichen (Eder, Reime, Wurmb, Kippnich, Shammas & Rashid, 2018). Da nach Rossaint et al. eine telemedizinische Unterstützung in der Notfallmedizin, die auf ein bestimmtes Krankheitsbild zugeschnitten ist, keine vollumfängliche Lösung für die strukturellen Probleme im Rettungsdienst darstellt, wurde in Aachen ein holistisches TNA-System entwickelt und etabliert (Rossaint et al., 2017).

Nachfolgend werden zunächst Auswirkungen durch den Einsatz der Telemedizin in speziellen Notfallsettings anhand der aktuellen Studienlage dargestellt und an konkreten Projekten erörtert. Hierzu wird die Gliederung in medizinische Fachgebiete von Amadi-Obi et al. übernommen. Es werden die Auswirkungen des holistischen Systems der telemedizinischen Unterstützung herausgearbeitet und die Ergebnisse in Bezug auf die Qualitätsdimensionen dargelegt.

4.1.1 Telemedizin bei speziellen Notfallsettings

Im Bereich der Schlaganfallversorgung kann auf die längste Historie in der telemedizinischen Unterstützung zurückgeblickt werden. Für dieses Krankheitsbild wurden zudem die meisten Studien durchgeführt. Grundsätzlich konnte dadurch gezeigt werden, dass der telemedizinische Einsatz nicht nur möglich ist, sondern dieser darüber hinaus für den weiteren Behandlungsverlauf einen Benefit aufweist und sich somit positiv auf die Ergebnisqualität auswirkt (Amadi-Obi et al., 2014).

Bereits 2005 konnte durch das REACH-Projekt in den USA im Gebiet um Atlanta nachgewiesen werden, dass durch eine telemedizinische Unterstützung die Behandlungszeit für Schlaganfallpatientinnen und -patienten erheblich sinkt. Dies wurde durch eine Vernetzung von ländlichen Krankenhäusern der Grund- und Regelversorgung mit dem neurologischen Zentrum *MCG Emergency Communication Center* über bidirektionale Audioverbindung und unidirektionale Videoverbindung zur Unterstützung in der neurologischen Patientenuntersuchung erreicht. Die Expertin oder der Experte des *MCG Emergency Communication Center* entscheidet während dieser Konsultation über den weiteren Behandlungsverlauf der Patientinnen und Patienten, die vom Personal in den angeschlossenen Krankenhäusern versorgt und behandelt werden. (Hess et al., 2005). Jedoch konnte z. B. durch die Ergebnisse aus Berlin im Rahmen der *strokeNET-Pilotstudie* aufgezeigt werden, dass für einen adäquaten und sicheren Einsatz der Telemedizin in der präklinischen Versorgung eine entsprechend ausgebaute Netzinfrastruktur gewährleistet sein muss. In dieser Studie sollten Audio-, Video- und medizinische Daten in Echtzeit zwischen speziell ausgerüsteten RTW und dem *Charité Klinikum* in Berlin übertragen werden. Dies sollte eine Erhebung der *National Institutes of Health Stroke Scale* (neurologisches Diagnoseinstrument) durch Expertinnen und Experten präklinisch über telemedizinische Anbindung möglich machen und den weiteren Versorgungsablauf optimieren. Hierbei konnten jedoch aufgrund einer mangelhaften Verbindungsqualität nur in zwölf von 30 Testabläufen eine den Anforderungen entsprechende Verbindung zwischen RTW und Klinik aufgebaut werden (Liman et al., 2012). Demgegenüber steht das Projekt *Stroke-Angel* aus Nordbayern. Dort wurden zu Beginn fünf RTW mit einem Tablet-PC ausgestattet. In diesem Projekt wurden über definierte Felder relevante Daten zum Schlaganfall an die aufnehmende Klinik gesendet. Die zu erhebenden Daten orientierten sich zum einen am standardmäßig verwendeten Rettungsdienstprotokoll und zum anderen am *Los Angeles Stroke Screen* zum Erkennen von Schlaganfällen. Die Studienergebnisse legen dar, dass die Zeit vom Eintreffen der Schlaganfallpatientinnen und - patienten im Krankenhaus bis zur Diagnose mittels Computertomografie durch Einsatz der telemetrischen Datenübermittlung deutlich reduziert werden konnte. So gelang es während der Studie, die durchschnittliche Dauer vom Eintreffen der Patientinnen und Patienten im Krankenhaus bis zur Computertomografie von sonst üblichen 32 Minuten auf 16 Minuten zu halbieren. Weiterhin stieg die Lyserate bei Schlaganfällen in der teilnehmenden Klinik von 6,12 % auf 11,17 % an (Ziegler et al., 2008). Im Verlauf dieses Projektes war es den Rettungskräften vor Ort ebenfalls möglich, zusätzlich zu den notwendigen Daten zur Schlaganfalldiagnostik auch Vitaldaten und ggf. Fotoaufnahmen mittels des Tablet-PCs direkt an die Klinik zu übermitteln. Dies wurde durch eine Weiterentwicklung der zur Verfügung stehenden Medizinprodukte, insbesondere der genutzten Tablet-PCs, möglich. Seit 2014 wird für das Projekt *Stroke-Angel* auf die zuvor beschriebenen *NIDA-Pads* als Tablet-PC zurückgegriffen und die Technik auf zwölf RTW im Bereich Nordbayern ausgeweitet und eingesetzt. In der Klinik löst der Dateneingang eine automatisierte Alarmierung über die interne Telefonanlage aus und die für die Behandlung benötigten Berufsgruppen werden somit über die Patientenzuweisungen informiert. So ist es dem Klinikpersonal vor dem Eintreffen der Patientin bzw. des Patienten möglich, alle notwendigen Vorbereitungen, wie CT-Anforderung oder Fallanlage im Krankenhausinformationssystem, zu treffen. Für die diensthabende Ärztin oder den diensthabenden Arzt besteht darüber hinaus die Möglichkeit zu Rückfragen über die übermittelte Telefonnummer, sodass sie bzw. er direkt mit den vor Ort befindlichen Rettungskräften Rücksprache halten kann. Hierdurch können beim Eintreffen der Patientin oder des Patienten die innerklinische Diagnostik und Behandlung ohne Zeitverzug erfolgen. Die Evaluation von *Stroke-Angel* ergab, dass durch den Einsatz der Telemedizin die präklinischen Prozesse nicht verlangsamt wurden, es jedoch gelang, die innerklinischen Prozesse stark zu beschleunigen. So konnte die Verweilzeit der RTW bei den Notfallpatientinnen und -patienten im Verlauf von *Stroke-Angel* nach anfänglichem Ansteigen wieder auf den Wert vor Einführung des Projektes gesenkt werden und ist durchschnittlich mit 18 Minuten erhoben worden. Demgegenüber steht die Zeitspanne für innerklinische Prozesse. Hier konnte die *Door-to-CT-Zeit* von 52 Minuten auf 16 Minuten und die *Door-to-Needle-Zeit* von 65 Minuten auf 36 Minuten deutlich reduziert werden. Die *Door-to-CT-Zeit* beschreibt hierbei die Zeitspanne vom Eintreffen der Patientinnen und Patienten in der Klinik bis zur CT-Diagnostik. Die *Door-to-Needle-Zeit* umfasst die Dauer vom Eintreffen des RTW bis zur Durchführung der Thrombolyse bei den Patientinnen und Patienten. Darüber hinaus stieg im Verlauf des Projektes die Lyserate deutlich an. Somit trägt die telemedizinische Unterstützung auch zur Verbesserung der Ergebnisqualität bei. Dieser telemedizinische Ansatz wurde im Jahr 2017 bereits an über 40 Standorten in Deutschland und Österreich eingesetzt und die Zusammenarbeit der beteiligten Stakeholder gefördert. Durch die einheitliche Kommunikationsschnittstelle und die gleiche Qualität und Struktur der übertragenen Daten konnten Fehler bei der Kommunikation sowie Verzögerungen bei der Behandlung verringert werden (Soda et al., 2017). Im Gegensatz zur präklinischen telemedizinischen Vernetzung bei Schlaganfallpatientinnen und -patienten etablierte sich in der klinischen telemedizinischen Vernetzung eine deutlich ausgeprägtere Struktur mit diversen Netzwerken, um neurologische Fachexpertise auch in Krankenhäusern der Grund- und Regelversorgung verfügbar zu machen. Dies bewirkt eine deutliche Zunahme der Lyserate und somit eine Steigerung der Ergebnisqualität (Breuer, Erbguth, Oschmann & Schwab, 2017).

Einen ähnlichen Ansatz verfolgt das Projekt *Code Stroke Alert* aus Australien. Dieses stellt ein smartphonebasiertes Kommunikations- und Alarmierungssystem dar. Es wurde aus der japanischen *Join Application* und der amerikanischen *Stop Stroke*-Plattform weiterentwickelt. Hierbei ist es den Rettungskräften bei Schlaganfallpatientinnen und -patienten möglich, die relevanten Daten über dieses Kommunikationsmittel in eine Datenbank zu speichern. Diese Daten werden dann von den zwei bisher teilnehmenden australischen Kliniken ausgelesen und notwendige Vorbereitungen zur Patientenversorgung getroffen. Ziel ist hierbei ebenfalls die Reduzierung der Zeitspanne bis zum Therapiebeginn. Jedoch ist eine automatische Dateneingabe, wie im *Stroke-Angel* Projekt, nicht möglich. Somit ist eine über die eigentliche Dokumentation hinausgehende Datenversorgung durch die Rettungskräfte notwendig. *Code Stroke Alert* soll nach einer eingehenden Testphase zur freien Verwendung und zur individuellen Anpassung für andere Bereiche weltweit zur Verfügung gestellt werden (Seah et al., 2019). Einen anderen Ansatz verfolgt die Idee der *Mobilen Stroke Unit*. Hierbei werden in speziell ausgerüsteten Fahrzeugen Möglichkeiten zur computertomografischen Untersuchung, Labordiagnostik und telemedizinischen Anbindung geschaffen. Mit etwas abweichenden Herangehensweisen und Systemunterschieden in der Präklinik werden aktuell an ca. 30 internationalen Standorten solche Systeme zur Schlaganfalldiagnostik am Notfallort getestet. Ein deutsches Zentrum ist in Homburg im Saarland. Hier fahren neben einer oder einem Rettungsdienstmitarbeitenden auch eine Neurologin oder ein Neurologe sowie eine Neuroradiologin oder ein Neuroradiologe zur Einsatzstelle. In den USA wird der Ansatz der Telemedizin verstärkt verfolgt. Hier rücken neben dem Rettungsdienstpersonal nur noch medizinisch-technische Radiologieassistentinnen und -assistenten zum Notfallort aus. Dort erfolgen die Interpretation der gewonnenen Daten und die Diagnosestellung über eine telemedizinisch angebundene Fachklinik. Insgesamt erlaubt dieses Konzept eine deutlich beschleunigte Therapieentscheidung und entsprechende Zuweisung in die geeigneten Behandlungseinrichtungen. Dieses System erweist sich insbesondere bei langen Transportwegen und in stark ländlich geprägten Gebieten als vorteilhaft. Jedoch müssen bei solchen speziellen Einsatzmitteln ebenfalls die ökonomischen Aspekte evaluiert werden (Kettner, Walter & Fassbender, 2019). Im Versorgungsbereich von Houston wurde untersucht, ob durch telemedizinische Unterstützung einer Neurologin oder eines Neurologen die Besatzung einer *Mobile Stroke Unit* ersetzt werden kann. Hierzu wurden die Patientinnen und Patienten im Untersuchungszeitraum sowohl via Telemedizin als auch vor Ort von Neurologinnen und Neurologen unabhängig untersucht und abschließend die Ergebnisse und Diagnosen verglichen. In 88 % der Fälle war das Ergebnis identisch. In 95 % der Fälle herrschte Einigkeit darüber, ob eine intrakranielle Blutung vorliegt oder nicht. In 2 % der Fälle konnte aufgrund von technischen Problemen keine telemedizinische Untersuchung durchgeführt werden. Die Autoren werten die unterschiedlichen Untersuchungsergebnisse im Telemedizinprojekt der Neurologinnen und Neurologen ebenso, wie eine übliche Ungleichheit, wenn zwei verschiedene Neurologinnen oder Neurologen die Patienten vor Ort diagnostiziert hätten. Somit stellt die Telemedizin eine kosteneffektive und sichere Diagnosemöglichkeit dar (Wu et al., 2017).

Im Bereich der Kardiologie ist eine möglichst frühzeitige EKG-gesicherte Diagnose einer ST-elevation myocardial infarction (STEMI) für den weiteren Behandlungsverlauf der Patientinnen und Patienten essenziell. In diesem Zusammenhang kann die Telemedizin zu einer Verkürzung des Zeitintervalls bis zu einer sicheren Diagnostik mittels Zwölf-Kanal-EKG durch eine Übertragung z. B. an eine Kardiologie beitragen. Somit kann nach einer sicheren Diagnose eines STEMI eine direkte Einleitung einer medikamentösen Therapie und ein schnellstmöglicher Transport zu einem Herzkatheterlabor zur früheren Reperfusion der verschlossenen Blutgefäße erfolgen (Schwinger, 2016). Jedoch ist die Studienlage zur präklinischen Unterstützung bei kardiologischen Krankheitsbildern nicht umfassend. In die Übersichtsarbeit von Amadi-Obi et al. konnten fünf englischsprachige Studien eingeschlossen werden. Ebenso wurde von den Autoren auf die international übliche präklinische EKG-Diagnostik von nichtärztlichen Rettungskräften, die ggf. softwareunterstützt durchgeführt wird, hingewiesen (Amadi-Obi et al., 2014). Grundsätzlich soll bei einem STEMI eine möglichst frühzeitige Rekanalisation der verschlossenen Koronararterie erreicht und hierfür nach aktuell gültigen Leitlinien die entsprechenden medizinischen Mittel eingesetzt werden. Dies bedeutet, sofern es innerhalb einer vertretbaren Frist geschehen kann, eine akute perkutane Koronarintervention in einem Herzkatheterlabor. Für die Diagnosestellung in der Präklinik stellt die Zwölf-Kanal-EKG-Diagnostik nach Leitlinienempfehlung das Mittel der Wahl dar. Somit können eine telemedizinische Übertragung und nachfolgende Auswertung des Zwölf-Kanal-EKG durch Kardiologinnen und Kardiologen die präklinische Verdachtsdiagnose bestätigen und innerklinische Prozesse zur schnelleren medizinischen Intervention beschleunigen. Hierdurch kann in der aufnehmenden Klinik die Behandlung organisatorisch vorbereitet und die *Door-to-Balloon*-Zeit verkürzt werden. Dies beschreibt die Zeitspanne vom Ankommen der Notfallpatientinnen oder Notfallpatienten in der Klinik bis zur medizinischen Intervention im Herzkatheterlabor. Es konnte darüber hinaus in einzelnen Studien eine signifikante Verkürzung der *Door-to-Balloon*-Zeit nachgewiesen werden, wenn der aufnehmenden Klinik im Vorfeld ein Zwölf-Kanal EKG übermittelt wurde. Jedoch muss angemerkt werden, dass die organisatorischen Maßnahmen der aufnehmenden Klinik auch durch eine telefonische Informationsübermittlung initiiert werden können. Grundsätzlich ist eine frühzeitige, präklinisch möglichst sichere STEMI-Diagnose am Notfallort notwendig, wozu die Telemedizin beitragen kann. Sie kann nicht nur nichtärztliches Personal bei der Diagnosestellung unterstützen, sondern auch kardiologisch unsicheren NA zur Diagnosesicherung beratend zur Seite stehen (Handschu, Oeff & Ernstberger, 2008). Diese Supervision der NA unterstreicht auch Schwinger vor dem Hintergrund einer möglichst sicheren STEMI-Diagnosestellung und der daraus resultierenden kürzeren *Door-to-Balloon*-Zeit. Hieraus ergeben sich eine Verringerung der Infarktgröße und somit ein kürzerer Krankenhausaufenthalt der Betroffenen. Dabei stellt die präklinische Versorgung lediglich einen Teil der Behandlungskette dar, trägt jedoch maßgeblich zum guten und schnellen Gelingen einer Behandlung bei. Dies kann mit einer Übertragung des Zwölf-Kanal-EKG vom Rettungsmittel zur aufnehmenden Spezialistin oder aufnehmenden Spezialisten erfolgen, um eine für die Betroffenen bestmögliche Auswahl der Zielklinik zu gewährleisten. Mit der Auswahl des Zielkrankenhauses wird u. U. die weitere Versorgungsstrategie beeinflusst. So kann in einer Klinik ohne Herzkatheterlabor die Lysetherapie die einzige Option für die Reperfusion darstellen, wobei diese nachweislich schlechtere Ergebnisse bezüglich des Behandlungserfolges und der Ergebnisqualität für Patientinnen und Patienten aufweist. Hieraus resultieren zwei Bedingungen für einen günstigen Behandlungsverlauf, zum einen eine frühzeitige telemedizinische EKG-Diagnostik für nichtärztliches

Rettungsdienstpersonal und zum anderen eine telemedizinische fachärztliche Supervision bei nicht eindeutigen EKG-Diagnosen, da NEF mit NA aus verschiedenen medizinischen Fachgebieten besetzt werden können (Schwinger, 2016). Unsicherheiten in der präklinischen EKG-Diagnostik bei NA konnten von Stockburger et al. in einer verblindeten Nachvalidierung aufgezeigt werden, was die Notwendigkeit einer telemedizinischen Unterstützung bei der Beurteilung von EKG-Ergebnissen beweist. So wurden von Berliner NA in 26,3 % der klinisch nachgewiesenen STEMI diese präklinisch nicht erkannt. Dass diese Patientinnen und Patienten durch den Rettungsdienst nicht direkt zur Intervention in ein Herzkatheterlabor oder auf eine Intensivstation, sondern in eine ZNA zur allgemeinen Diagnostik vorgestellt wurden, erwies sich für den Behandlungsverlauf als deutlich nachteilig für die Patienten. Neben Forderungen nach einer verbesserten Fortbildung der in Berlin tätigen NA verwiesen die Autoren auf Möglichkeiten der telemedizinischen Unterstützung, um eine sichere präklinische EKG-Diagnostik zu gewährleisten (Stockburger et al., 2016). Zusammenfassend kann gesagt werden, dass durch eine sichere STEMI-Diagnose und den darauffolgenden klinischen Patientenweg direkt zur Intervention die Zeit bis zur Therapie verkürzt wird. Dies führt zu einer geringeren Mortalitätsrate und einer gesteigerten Lebensqualität der betroffenen Personen. Dies wurde in der Mehrzahl der zugrunde gelegten Studien nachgewiesen (Schwinger, 2016).

Für das Traumamanagement und -versorgung kann die Telemedizin sowohl präklinisch als auch innerklinisch zur Verbesserung der Patientenversorgung führen. So können mittels Telemedizin beispielsweise eine Trauma-Ultraschalluntersuchung oder Interpretationen von Verbrennungen stattfinden. Dies ermöglicht es, die betroffenen Patientinnen oder Patienten zielgerichtet und ohne Zeitverlust in spezialisierte Kliniken zu transportieren und dort schnellstmöglich weiter zu versorgen. Im innerklinischen Bereich haben sich insbesondere in der Radiologie eine telemedizinische Konsultation und ggf. auch Supervision bereits etabliert (Amadi-Obi et al., 2014). Präklinisch wurde im Projekt *NOAH*, das eine Notfall-, Organisations- und Arbeitshilfe strukturiert auf einem Tablet-PC realisierte und zur Verfügung stellte, eine Verbesserung in der Versorgung von Traumata erprobt. In diesem Regensburger Projekt war es der oder dem NA vor Ort somit möglich, das detaillierte Verletzungsmuster mit Hilfe des *NOAH*-Protokolls in weniger als einer Minute zu erfassen und an die RLS zu versenden. Dies kann zum einen den kommunikationsbedingten Informationsverlust verhindern und zum anderen für die Zielklinik die Vorbereitungszeit auf die Notfallpatientinnen oder Notfallpatienten verlängern. Die verbleibende Vorbereitungszeit für die Zielklinik betrug vor Projektbeginn 13,6 Minuten. Im Projektverlauf gelang es, diese auf 35,5 Minuten zu steigern. Somit kann eine telemedizinische Übertragung von Verletzungsmustern zu einer Vermeidung von Kommunikationsfehlern und zur Steigerung der Prozessqualität in der Versorgung von polytraumatisierten Personen führen (Handschu, Oeff & Ernstberger, 2008). Allgemein lässt sich jedoch die Studienlage zur telemedizinischen Unterstützung bei präklinischen Traumata als sehr gering bezeichnen (Eder et al., 2018).

Grundsätzlich kann in vielen Notfallsettings eine Übertragung von Vitalparametern und der aktuellen Versorgungssituation sowie eventueller Beatmungs- und Medikationsparameter zu einer verbesserten Vorbereitung in der aufnehmenden Klinik führen (Handschu, Oeff & Ernstberger, 2008). Darüber hinaus dient ebenso eine digitale Übermittlung der erhobenen Vitalparameter und Patientendaten zu einer verbesserten und effizienteren Patientensteuerung und -versorgung in den aufnehmenden Kliniken. Dies kann z. B. durch einen Tablet-PC, der über Schnittstellen an die Medizinprodukte angeschlossen ist, realisiert werden. Somit stehen für die Übergabe alle relevanten Daten zur Verfügung (Eder et al., 2019). Nachfolgende Abbildung veranschaulicht die Bereiche und Möglichkeiten der Datenübertragung an Kliniken.

Abbildung 5: Digitale Datenübertragung an Kliniken

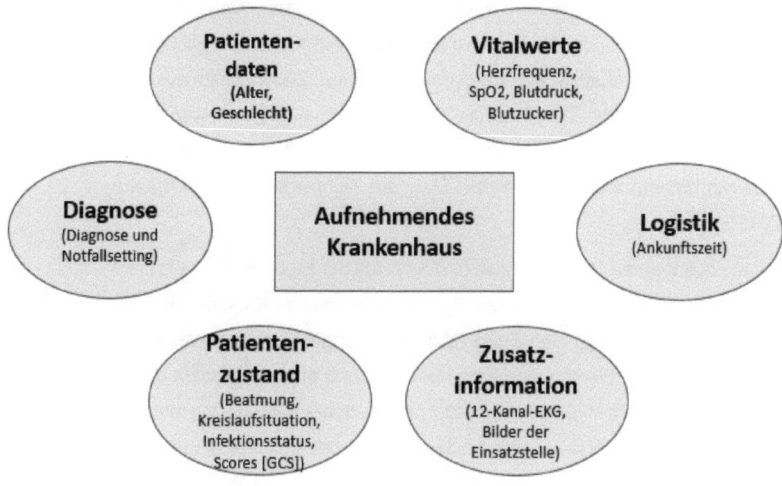

(Quelle: eigene Darstellung, in Anlehnung an Eder et al., 2019, S. 40)

Ebenso scheint es sinnvoll, auf die in Kliniken gespeicherten Patientendaten präklinisch zurückgreifen zu können, wodurch die individuelle Krankengeschichte und mögliche Behandlungsrisiken auch in der präklinischen Versorgung und unabhängig von Patientenzustand und -compliance bekannt wären (Eder et al., 2018). Somit wären bei einem bidirektionalen Datenaustausch umfassende Kenntnisse über den Patientenzustand und die -vorgeschichte gegeben (Eder et al., 2018; Eder et al., 2019).

Es konnte insgesamt gezeigt werden, dass mittels telemedizinischer Anbindung eine fundierte und sichere präklinische Diagnose, aufbauend auf dem tradierten System, möglich ist. Ebenso lassen sich rechtssicher ärztliche Maßnahmen an nichtärztliches

Personal delegieren. Darüber hinaus ist eine ärztliche Supervision möglich, um die Sicherheit in der Diagnose und den darauffolgenden Maßnahmen, wie Thoraxdrainage, Auswahl der geeigneten Zielklinik o. Ä., zu erhöhen. Dies setzt eine entsprechende telemedizinische Ausstattung und Anbindung der beteiligten Stellen, wie RTW, RLS oder Klinik, voraus. Hierzu kann eine über die Übertragung von Vitaldaten hinausgehende Versendung von Video- und Ultraschalldaten beitragen. Insbesondere in ländlichen Regionen mit längeren Transportzeiten zu Traumazentren kann die Telemedizin zu einer qualitativ effektiveren und effizienteren Patientenversorgung dienen (Eder et al., 2018).

Somit kann zusammengefasst werden, dass die Telemedizin in einzelnen Notfallsettings durch eine effizientere Patientensteuerung und einen verbesserten Personaleinsatz in den Kliniken zu einer Steigerung der Prozessqualität führt. Ebenso kann durch Möglichkeiten der Telemedizin die Ergebnisqualität positiv beeinflusst werden. Fehlinterpretationen lassen sich durch eine Supervision verringern und Wissenslücken, wie z. B. in der Patientenvorgeschichte oder den Behandlungskapazitäten, schließen. Als sinnvoll erscheint eine weitere Untersuchung darüber, welche telemedizinischen Möglichkeiten und Daten zur Steigerung der Qualität essenziell notwendig sind. Zudem sollte evaluiert werden, welche Parameter keinen Benefit für die Versorgungsqualität generieren. Allerdings sind die etablierten Systeme weitgehend heterogen und nicht aufeinander abgestimmt, so dass ein einheitlicher bundesweiter Standard nicht erkannt werden kann (Eder et al., 2018).

Darüber hinaus muss angemerkt werden, dass die Mehrzahl der Studiendaten aus nicht dualen Rettungssystemen stammt. Bei solchen Systemen besteht im Regelfall nicht die Möglichkeit, dass bei schwerwiegenden Ereignissen oder langen Transportwegen mit kritischen Patientinnen oder Patienten eine Ärztin oder ein Arzt physisch vor Ort anwesend ist. Diese Option besteht in Deutschland durch das duale Rettungssystem und muss bei der Bewertung der internationalen Studienlage mit bedacht werden (Gries et al., 2017). Ebenso ist die Aussagekraft der vorhandenen Studien und Projektberichte nicht einheitlich und die Organisationsstruktur und örtlichen Gegebenheiten sind als heterogen zu bezeichnen. Dies muss in allen Überlegungen zur strukturellen Ausrichtung der Notfallversorgung berücksichtigt werden. Ein Konzept nach dem Prinzip *One fits all* scheint es in der telemedizinischen Unterstützung nicht zu geben (Eder et al., 2018).

4.1.2 Telemedizin im holistischen Telenotarzt-Konzept

Nachdem telemedizinische Unterstützung in einzelnen Teilbereichen der Notfallmedizin dargestellt wurde, wird im Anschluss die aktuelle Studienlage zu holistischen TNA-Systemen wiedergegeben. Hierzu sollen zunächst die Erwartungen der beteiligten Stakeholder an die TNA in der präklinischen Notfallversorgung angeführt werden. Diese wurden anhand einer Befragungsstudie vor der Einführung des TNA-Systems in Vorpommern-Greifswald erhoben. Diese anonyme Befragung fand von Mai bis August 2017 unter allen Beteiligten am zukünftigen TNA-Projekt statt. Von 411 möglichen Teilnehmenden, die die Einschlusskriterien erfüllten, wurden 212 Antworten auf die Befragung verzeichnet. Aus den ausgewerteten Antworten ergab sich eine grundlegend positive Erwartungshaltung und Akzeptanz gegenüber der Einführung eines TNA-Systems. Allgemein empfinden die Befragten sich als sicher in der Durchführung der Notfallmedizin und wünschen sich selten Unterstützung von erfahrenen Kolleginnen und Kollegen. Hierbei ist anzumerken, dass die ärztlichen Befragten sich signifikant weniger Unterstützung wünschen als das nichtärztliche Personal. Weiterhin muss erwähnt werden, dass sich das Personal in den befragten ZNA, insbesondere das ärztliche Personal, in akuten Notfallsituationen mehrheitlich nicht kompetent fühlt. Als gewünschte Unterstützungsmöglichkeiten im Notfalleinsatz wurden insbesondere die Hilfe bei der Diagnosefindung und Therapieentscheidung und der Support bei organisatorischen Fragen angegeben. Das nichtärztliche Rettungsdienstpersonal verlangt darüber hinaus Unterstützung bei manuellen Tätigkeiten. Als mögliche Erwartung an ein TNA-System wurde angeführt, dass durch ein solches System eine schnellere Diagnosefindung stattfinden wird. Dies wurde signifikant häufiger vom nichtärztlichen Rettungsdienstpersonal und den Einsatzbearbeiterinnen und Einsatzbearbeitern der RLS angegeben. Insgesamt gehen alle Befragten von einem schnelleren Therapiebeginn und einer verbesserten Qualität der Patientenversorgung durch die Etablierung eines TNA-Systems aus. Uneinigkeit herrscht in der Frage, ob der Transportbeginn der Notfallpatientinnen und Notfallpatienten durch den Einsatz von TNA beschleunigt oder sogar verlangsamt wird. Von einer Verzögerung gehen insbesondere die NA und Ärztinnen und Ärzte in den ZNA aus. Mehrheitlich wird keine Verminderung der jeweiligen Arbeitsbelastung oder des Dokumentationsaufwandes durch die Einführung eines TNA-Systems erwartet. Somit sind die gestellten Erwartungen an ein TNA-System eine Verkürzung der Diagnosezeit und des therapiefreien Intervalls mit einer damit einhergehenden Verbesserung der Versorgungsqualität bei mindestens gleichbleibendem Arbeits- und Dokumentationsaufwand. Aus der Befragung geht hervor, dass die Einführung eines TNA-Systems einheitlich befürwortet wird. Die Befragten gehen nicht davon aus, dass sich ein TNA-System negativ auf die bestehenden präklinischen Strukturen auswirkt. Es herrscht eine positive Erwartungshaltung gegenüber dem TNA-Projekt in Vorpommern-Greifswald. Jedoch muss angemerkt werden, dass der Dokumentationsaufwand für die Rettungskräfte vor Ort durch eine TNA-Einführung nicht erhöht werden sollte, dies lehnen die Befragten ab (Metelmann et al., 2019). Diese Mehrdokumentation sollte durch die TNA übernommen werden, zumal dies mit einer verbesserten Dokumentationsqualität einhergeht (Koncz et al., 2019). Somit ist eine durchweg positive Erwartungshaltung der Stakeholder zu antizipieren (Metelmann et al., 2019).

Auch aus gesundheitsökonomischer Sicht können in Zusammenhang mit der Einführung eines TNA-Systems grundsätzlich positive Aspekte angeführt werden. In einer ökonomischen Analyse konnten bei einer Gegenüberstellung von drei Alternativen gezeigt werden, dass das TNA-System die kostengünstigste Möglichkeit ist, um eine notärztliche Versorgungslücke zu schließen. Anhand eines Fallbeispiels wurden die Kosten für einen Neubau und Betrieb von NEF-Wachen, eine Ausweitung des bestehenden RTH-Betriebes sowie eine Einführung und Betrieb eines TNA-Systems miteinander verglichen. Diese drei Möglichkeiten wurden anhand von Modellrechnungen in verschiedenen Varianten einander gegenübergestellt. Als Ergebnis stellte sich heraus, dass das TNA-System, um mindestens zwei notärztlich unterversorgte Gebiete zu betreuen, dem NEF-System überlegen ist. Der RTH ist dem TNA bis zu einer Größenordnung von sechs Gebieten überlegen, jedoch sind die Nachteile, wie Wetterabhängigkeit, keine Redundanz, notwendige Landemöglichkeiten u. Ä., mit einzubeziehen. Aus ökonomischer Sicht wird somit abschließend die Implementation eines TNA-Systems als beste Alternative beschrieben (Fleßa, Krohn, Scheer & Hahnenkamp, 2016).

Dies wird durch Marx et al. unterstützt, denn durch eine oder einen TNA ist eine Abarbeitung von jährlich bis zu 12 000 Einsätzen möglich. Dahingegen können durch eine konventionelle bzw. einen konventionellen NA maximal 4500 Einsätze jährlich bewältigt werden, die darüber hinaus räumlich an den NEF-Standort gebunden sind. Ein TNA-Einsatz kann demgegenüber räumlich ungebunden stattfinden und die Ärztin oder der Arzt wird bei Bedarf zugeschaltet (Marx et al., 2019). Anhand einer Studie in Rheinland-Pfalz konnte belegt werden, dass zukünftig die Rekrutierung von NA deutlich schwieriger und mit steigenden Kosten verbunden sein wird. Dies wird zum einen mit den steigenden Honoraren und zum anderen mit der Übernahme der Aus- und Fortbildungskosten für NA begründet (Luiz, Jung & Flick, 2014). Außerdem konnten im Rahmen einer Untersuchung im Landkreis Vorpommern-Greifswald die Implementierungskosten des dort verwendeten TNA-Systems in verschiedenen Szenarien aufgestellt werden. Hierzu wurden von den Autoren die Kostenpositionen für die Einführung und den Betrieb des TNA-Systems aufgestellt. Kosten für die Ausstattung der RTW, Personal- und Betriebskosten für die TNA und die anteiligen Schulungskosten für die am System beteiligten Gruppen wurden bezogen auf Jahresbeträge verwendet. Aus den Berechnungen kann entnommen werden, dass bei einer Ausstattung und dem Betrieb von sechs RTW mit TNA-Anbindung (erstes Szenario) jährliche Kosten von 200.070 Euro pro RTW und Jahr entstehen. Im zweiten Szenario werden zwölf RTWs ausgestattet und betrieben, dies verursacht pro RTW und Jahr Kosten in Höhe von 110.896 Euro. Im dritten Szenario gibt es 18 ausgestattete und betriebene RTWs. Hierbei reduzieren sich die Kosten für einen RTW auf 81.172 Euro. Bezogen auf die Bedingungen im Landkreis Vorpommern-Greifswald wurden 18 RTW als die maximale Anzahl von RTW definiert, die durch eine oder einen TNA unterstützt werden können. Die Kostendegression wird erreicht, da die Implementationskosten sowie Betriebskosten für die TNA gleichbleiben und lediglich die Schulungen umfangreicher ausfallen und die Zusatzkosten pro RTW und Jahr bei 20.842 Euro liegen (Prasser et al., 2020).

Evaluationen von TNA-Systemen beziehen sich zumeist auf die Konzeption aus Aachen. Somit muss angeführt werden, dass die dargestellten Ergebnisse auf ein bestimmtes TNA-Konzept fokussiert sind. Für eine umfassendere Analyse sind weitere Forschungsarbeiten notwendig. Es konnten dennoch vielfältige, im Folgenden dargestellte Auswirkungen einer Einführung des TNA-Systems auf die Patientenversorgung verzeichnet werden, zumal erste Ergebnisse aus dem TNA-Projekt aus Vorpommern-Greifswald vorliegen.

So konnten in einer retrospektiven Kohortenstudie zwei unterschiedliche Prozesse zur arztgestützten Medikamentengabe bei Schmerzsymptomen verglichen werden. Hierbei wurden ein Callback-System, eine telefonische ärztliche Beratung und Delegation von Maßnahmen sowie das zuvor beschriebene TNA-Konzept aus Aachen einander gegenübergestellt. In dieser Studie wurden mittels Leitstellendaten und Einsatzprotokollen die Anwendungssicherheit, die Wirksamkeit und die Patientenverträglichkeit dieser Konzepte über eine Dauer von zwei Jahren untersucht. Die Ergebnisse zeigen, dass sowohl bei der Callback- als auch bei der TNA-Kohorte eine Verbesserung der schmerztherapeutischen Notfallversorgung der Patientinnen und Patienten ohne eine bzw. einen physisch anwesenden NA erreicht werden konnten. Ebenso wurden beide Methoden von den Autoren als sicher und wirksam bewertet. In beiden Gruppen konnte eine klinisch ausreichende Schmerzreduktion bei einer sehr geringen Komplikationsrate, bezogen auf die Medikamentengabe, erreicht werden. Hierbei wurden im Bereich Callback 878 Einsätze und im Bereich TNA 728 Einsätze untersucht und bewertet. Insgesamt traten bei 20 TNA-Einsätzen technische Störungen auf, wobei eine ärztliche Beratung und Delegation dennoch stattfinden konnten (Gnirke et al., 2019). In diesem Zusammenhang muss die rechtliche Problematik bei der Verabreichung von Betäubungsmitteln angesprochen werden. Diese dürfen nur verabreicht werden, wenn eine Ärztin oder ein Arzt bei der Patientin oder dem Patienten eine Untersuchung und Anamnese durchgeführt hat und feststellt, dass ein äquivalenter Behandlungserfolg ohne Betäubungsmittel nicht erreicht werden kann. Diese ärztliche Tätigkeit kann auch telemedizinisch geschehen und die Verabreichung der Betäubungsmittel somit an Hilfspersonal delegiert werden. Über eine davon abweichende Gabe ohne ärztliche Untersuchung oder durch eine rein fernmündliche Anweisung über ein Callback-System sowie über eine mögliche General-vollmacht in Anweisungen durch die bzw. den ÄLRD ist bisher rechtlich nicht entschieden worden. Jedoch ist davon auszugehen, dass diese Verabreichungen einen Straftatbestand darstellen. Somit bleibt dem nichtärztlichen Rettungsdienstpersonal der eigenverantwortliche Umgang mit Betäubungsmitteln nach aktueller Gesetzeslage weitgehend versagt und bedarf der eingehenden ärztlichen Konsultation (Hochstein, 2019). Diese Gesetzeslage steht in Kontrast zu den Inhalten der Notfallsanitäterausbildung und muss trotzdem in der Praxis Beachtung finden (BMJV, 2019c).

Darüber hinaus stellten Lenssen et al. in einer Vergleichsstudie zur Analgesie zwischen TNA und konventionellen NA fest, dass es keine signifikanten Unterschiede in der Versorgungsqualität und -sicherheit für die Patientinnen und Patienten gibt. Jedoch zeigte diese Studie eine signifikant bessere Dokumentationsqualität in der TNA-Gruppe, die für eine hohe Patientensicherheit erforderlich ist (Lenssen et al., 2017). Eine Verbesserung der Dokumentationsqualität wird ebenso von Koncz et al. bestätigt, die das TNA-Projekt Straubing wissenschaftlich begleiten (Koncz et al., 2019). Ebenso soll erwähnt werden, dass es im Bereich der isolierten Extremitätenverletzung und der folgenden Schmerzreduktion zu keinem signifikanten Unterschied zwischen konventionellen NA und RettAss kam. Dies zeigt eine Studie von Schmepf et al. aus dem Jahr 2017. In dieser Studie wurde im Bereich Reutlingen eine retrospektive Subgruppenanalyse durchgeführt. Es wurde die notärztliche Prozess- und Ergebnisqualität bei der Analgosedierung von spontanatmenden Patientinnen und Patienten mit der Qualität der Behandlung von RettAss ohne Anwesenheit von Ärztinnen und Ärzten verglichen. Somit kann unter bestimmten Voraussetzungen ggf. gänzlich auf eine ärztliche Unterstützung verzichtet werden, was jedoch weiterer Untersuchungen bedarf (Schempf, Casu & Häske, 2017).

Bei einem Vergleich der Behandlung von hypertensiven Patientinnen und Patienten zwischen konventionellen NA und dem TNA-System aus Aachen zeigt sich kein signifikanter Unterschied und ist als gleichwertig anzusehen (Brokmann et al., 2017a). Ebenso kann durch eine oder einen erfahrenen TNA eine kollegiale Supervision der oder des vor Ort befindlichen NA erfolgen. Dies erscheint insbesondere im Kontext einer notärztlichen Einarbeitung von neuen NA als günstig und kann die Behandlungsqualität und -sicherheit in der präklinischen Versorgung steigern. Weiterhin können TNA zu einer verbesserten Patientensteuerung und zu einer höheren Rechtssicherheit des nichtärztlichen Personals bei Transportentscheidungen führen. Zum einen können sie Patientinnen und Patienten fundiert an den ambulanten Sektor verweisen und zum anderen bei möglichen Transportentscheidungen rechtssicher dem Rettungsdienstpersonal zur Seite stehen (Rossaint et al., 2017).

Bei nicht vital bedrohten Notfallpatientinnen und Notfallpatienten zeigt die Studie von Brokmann et al., dass bei einer vorhergegangenen Konsultation der oder des TNA in 8,7 % der Fälle eine konventionelle oder ein konventioneller NA nachgefordert wurde. Somit kann von einem verbesserten Ressourceneinsatz der zur Verfügung stehenden NEF ausgegangen werden, was zu einer Verbesserung der Strukturqualität beiträgt. Weiterhin kam es bei insgesamt 268 TNA-Anforderungen zu keiner Komplikation bei der Delegation der Medikamentengabe (Brokmann et al., 2015). Ein weiterer Bereich, in dem durch den Einsatz von TNA die herkömmlichen NA entlastet werden können, sind arzt-begleitete Sekundärtransporte. Bei ca. 30 % dieser Einsätze ist eine oder ein TNA aus-reichend und kann für nicht beatmete und kardiovaskulär stabile Patientinnen und Pati-enten die konventionelle bzw. den konventionellen NA ersetzen. Somit können Ressour-cen geschont werden. Es wurde ebenso gezeigt, dass eine Implementation des TNA-Systems zu einer verbesserten ökonomischen Bilanz der ärztlichen präklinischen Ver-sorgung führen kann. Denn die Bindungszeit einer oder eines TNA bei einem Rettungs-einsatz liegt bei ca. 27 Minuten, mit einer reinen Gesprächsdauer von zehn Minuten. Somit steht die oder der TNA deutlich früher für weitere Einsätze zur Verfügung als beim tradierten NEF-System (Marx et al., 2019). Im Vergleich dazu liegt die durchschnittliche Bindungsdauer eines städtischen NEF bei ca. 65 Minuten, inklusive Dokumentation und Nachbereitung (Czaplik & Bergrath, 2016). Nach zwei Jahren Regelbetrieb mit mehr als 4000 Einsätzen im Rahmen des TNA-Systems in Aachen konnte belegt werden, dass durch TNA die Beteiligung der herkömmlichen NA bei Rettungseinsätzen von 35 % im Jahr 2013 auf 22 % gesenkt werden konnte. Hieraus lässt sich insgesamt schließen, dass die Implementation der TNA zu einer Verbesserung der Strukturqualität in der präk-linischen notärztlichen Versorgung führen kann. Als limitierend muss jedoch die paral-lel zu bearbeitende Einsatzanzahl für TNA angesehen werden. Hier wird für das Aachener Modell angeführt, dass eine oder ein TNA maximal drei bis vier Einsätze gleichzeitig leiten kann (Rossaint et al., 2017). Im Vergleich dazu müsste im TNA-System der Landkreise Marburg-Biedenkopf und Gießen in einem Duplizitätsfall eine weitere bzw. ein weiterer TNA involviert werden (Humburg, 2019).

Die Ergebnisse aus Aachen werden durch eine Studie zum TNA-Projekt aus Vorpom-mern-Greifswald gestützt. Dort wurde über einen Zeitraum von zwei Jahren unter-sucht, wie sich die Einsatzhäufigkeit und -dauer von NEF und TNA und deren jewei-lige Einsatzbindungsdauer durch die Einführung des Projektes veränderten. Zu die-sem Zweck wurden die Einsatzdaten aus den Jahren 2016 und 2018 miteinander verglichen. Dabei zeigte es sich, dass TNA 1282 Einsätze im Jahr 2018 primär über-nommen haben und dabei in 1112 Fällen die konventionellen NA ersetzen konnten. Ebenso liegt die Einsatzbindungsdauer der TNA mit durchschnittlich 26 Minuten deut-lich unter der Bindungsdauer von NA. Diese blieb relativ konstant mit 61 Minuten im

Jahr 2016 und 62 Minuten im Jahr 2018. Interessant zu erwähnen ist, dass trotz TNA-Implementierung die Einsatzzahlen für die NEF im Landkreis Vorpommern-Greifswald zwischen 2016 und 2018 nahezu konstant geblieben sind. Im Jahr 2016 fuhren NEF zu 14 484 Primäreinsätzen und im Jahr 2018 zu 14 716 Einsätzen. Jedoch sank im Vergleichszeitraum die Quote der NEF-Beteiligungen an Notfalleinsätzen von 53 auf 47 %, während TNA an 3,9 % der Einsätze beteiligt waren. Die Autoren beschreiben, dass nicht alle Einflussfaktoren in diesen Zahlen berücksichtigt werden konnten, wie z. B. Umwelt- oder Wirtschaftseinflüsse. Abschließend kann herausgestellt werden, dass TNA zu einer Entlastung der herkömmlichen NA beitragen können und eine kürzere Einsatzbindungszeit aufweisen. Dies kann zur Entlastung des NA-Systems beitragen und die Strukturqualität steigern (Süss, Dewenter, Ekinci, Laslo & Fleßa, 2020).

Um den Einsatz von TNA im Rahmen der Möglichkeiten und Grenzen des jeweils eingesetzten Systems zu optimieren, ist eine Anpassung des Notarztindikationskataloges sinnvoll. Damit soll die Strukturqualität gesteigert und die Ergebnisqualität nicht negativ beeinflusst werden. In diesem Zusammenhang hat die DGAI den unter Kapitel 2.2 vorgestellten Notarztindikationskatalog überarbeitet und an die Möglichkeiten und Grenzen der TNA angepasst. Die Expertengesellschaft differenziert hierbei zwischen Indikationen für einen TNA-Einsatz und solchen für einen Einsatz einer konventionellen bzw. eines konventionellen NA. Grundsätzlich kann herausgestellt werden, dass konventionelle NA für alle Einsätze notwendig sind, bei denen praktische und manuelle ärztliche Fähigkeiten vor Ort unabdingbar sind. TNA sollten demnach vorrangig entweder zur Überbrückung des therapiefreien Intervalls bis zum Eintreffen der oder des konventionellen NA oder bei Indikationen, die die Delegation von ärztlichen Maßnahmen, z. B. einer Applikation von Medikamenten, benötigen, eingesetzt werden (Marx et al., 2019). Nachfolgend ist der Vorschlag der DGAI, der von Rossaint et al. unterstützt wird, tabellarisch dargestellt.

Tabelle 4: Indikationskatalog Telenotarzt und konventioneller Notarzt

Telenotarzt	Konventioneller Notarzt
Hypertensive Entgleisung	Reanimation
Schmerztherapie	Schwere Kreislaufinsuffizienz
Schlaganfall	Bewusstlosigkeit
Hypoglykämie	ST-Hebungsinfarkt
Hilfestellungen (unklarer Notfall, EKG-Interpretation, Transportverweigerung, rechtliche Absicherung)	Krampfanfall
Sekundärverlegungen, nach definierten Kriterien	Schwere Atemnot
Überbrückung bis zum Eintreffen konventioneller NA	Polytrauma
	Pädiatrischer Notfall
	Psychiatrischer Notfall
	Schwere Unfälle, Feuer mit Personenschaden oder besondere Einsatzlagen (Amoklage usw.)
	Akuter lebensbedrohlicher Notfall

(Quelle: eigene Darstellung, in Anlehnung an Rossaint et al., 2017, S. 415; Marx et al., 2019, S. 201)

Da die oder der TNA räumlich nicht direkt am Einsatzort zugegen ist und dennoch Entscheidungen von weitreichender Tragweite treffen und verantworten muss, ist ein entsprechend hochwertiger Aus- und Fortbildungsstand der eingesetzten TNA notwendig. Weiterhin stellen TNA fachrichtungsübergreifend die zuvor in Kapitel 4.1.1 dargestellten telemedizinischen Unterstützungspotentiale gebündelt in einer Person dar. So wird von den TNA zum einen eine sichere Interpretation von Zwölf-Kanal-EKG erwartet, zum anderen eine zuverlässige Einschätzung von neurologischen und traumatologischen Patientinnen und Patienten. Darüber hinaus sollten TNA auch komplexe Einsatzsituationen strukturiert und ergebnisorientiert organisieren und steuern können, um die in diese Personengruppe gesetzten Erwartungen zu erfüllen. In Anlehnung daran wurde in Aachen ein Anforderungsprofil für TNA definiert. Eine eingesetzte TNA bzw. ein eingesetzter TNA muss eine Fachärztin oder ein Facharzt für Anästhesiologie mit Zusatzbezeichnung *Notfallmedizin* sein und über eine Erfahrung von mehr als 500 NA-Einsätzen verfügen. Wünschenswert ist ferner eine Qualifikation zur bzw. zum Leitenden NA. Weiterhin werden von den teilnehmenden TNA Nachweise zur Reanimation, Traumaversorgung und Intensivtransport verlangt. Sind die genannten Grundvoraussetzungen erfüllt, findet ein Eignungstest für die TNA-Anwärterinnen und TNA-Anwärter statt. Hierbei werden zum einen Fachwissen, Konzentrationsfähigkeit, Kommunikations- und Kritikfähigkeit sowie die Dokumentationsqualität anhand realistischer Aufgaben überprüft. Des Weiteren werden zwei Telekonsultationen durchgeführt, um z. B. das Verhalten der zukünftigen TNA und deren Stressresilienz beurteilen zu können. Nach erfolgter dreitägiger Einarbeitung der neuen TNA findet darüber hinaus regelhaft einmal im Quartal eine kollegiale Supervision statt. Somit soll eine möglichst hohe Qualität der TNA für die umfassenden Tätigkeiten gewährleistet werden (Felzen, Hirsch, Brokmann, Rossaint & Beckers, 2018).

Als Schwachpunkt in TNA-Systemen kann die Netzabdeckung im Mobilfunk bezeichnet werden, ebenso wie ein plötzlicher Technikausfall. Dies kann zu Beeinträchtigungen in der Patientenversorgung führen, da ungeplant kein TNA-Kontakt und somit keine ärztliche Beurteilung und Überwachung der Patientenversorgung möglich sind (Rossaint et al., 2017). Somit sind die technischen Ausstattungen und die möglichen Verbindungsoptionen für die Datenübermittlung mit in die Konzeption von TNA-Systemen einzubeziehen. Eine Studie von Hirsch et al., die 2016 in einem städtischen Gebiet durchgeführt wurde, legt nahe, die Datenübertragung über mehrere Mobilfunkanbieter zu realisieren. Bei einer Lösung mit nur einem Mobilfunkanbieter konnten lediglich 83 % der Vitaldatenübertragungen erfolgreich durchgeführt werden. Hierbei ist weiterhin zu erwähnen, dass für eine Livevideoübertragung die zur Verfügung stehende Bandbreite im Mobilfunknetz noch performanter sein muss. Jedoch konnte in allen untersuchten Fällen bei dieser Studie eine Audioverbindung etabliert werden (Hirsch et al., 2016). Somit ist es für einen adäquaten Einsatz einer Telemetrieunterstützung im Rettungsdienst zum einen essenziell, alle technischen Möglichkeiten, wie Kanalbündelung der Mobilfunknetze, zu nutzen. Zum anderen sind Kenntnisse der örtlichen Netzabdeckung und -verfügbarkeit notwendig und hilfreich für die Ausgestaltung der jeweiligen Systeme (Koncz et al., 2019).

Ebenso muss der erhöhte Schulungsaufwand bezüglich der Technik und Kommunikation mit den vor Ort befindlichen Teams erwähnt werden. Es ist unabdingbar, dass die TNA mit der eingesetzten Technik vertraut sind. Somit müssen die eingesetzten TNA bezüglich der Technik am TNA-Arbeitsplatz instruiert und in diese fundiert eingearbeitet werden (Rossaint et al., 2017). Ebenso müssen TNA eine zielführende und teamorientierte Kommunikationskompetenz vorweisen, um auch in anspruchsvollen Notfallsituationen einen Mehrwert und eine Entlastung zu bieten und die Erwartungen, die an TNA gestellt werden, zu erfüllen (Brokmann et al., 2017b).

4.1.3 Diskussion der Auswirkungen der präklinischen Telemedizin

Allgemein ist die Telemedizin gut geeignet, um medizinische Fachexpertise ohne physische Anwesenheit der Expertinnen und Experten schnell an die benötigten Orte zu bringen. Sie dient darüber hinaus einer Verbesserung der medizinischen Notfallversorgung

(Amadi-Obi et al., 2014). Weiterhin ist die Erwartungshaltung gegenüber der telemedizinischen Unterstützung, insbesondere gegenüber einem TNA-System, als positiv zu bezeichnen und kann als Grundstock für mögliche Qualitätssteigerungen angesehen werden (Metelmann et al., 2019). Nachfolgend werden die Auswirkungen von telemedizinischer Unterstützung im Rettungsdienst beschrieben, wobei in die einzelnen Qualitätsdimensionen untergliedert wird.

Die Auswirkungen auf die Strukturqualität müssen grundsätzlich immer im Spannungsfeld zwischen Sicherheit in der medizinischen Notfallversorgung und der gesundheitsökonomischen Effizienz betrachtet werden. Somit wäre durch eine Etablierung von weiteren NEF und RTW zwar eine höhere Sicherheit in der medizinischen Versorgung möglich, dies würde jedoch die Kosten für einen Einsatz drastisch erhöhen (Fleßa et al., 2016). Darüber hinaus ist eine adäquate personelle Besetzung von weiteren Einsatzmitteln in der aktuellen Personalsituation nicht zu realisieren (Koncz et al., 2019). Weiterhin muss unveränderbaren Gegebenheiten Rechnung getragen werden. Als Beispiele hierfür sind geografische Hindernisse, wie Seen, Flüsse oder Berge, zu nennen, die Auswirkungen auf die medizinische Notfallversorgung, die Eintreffzeit von Rettungsmitteln und somit auch auf die Auslastung von bodengebundenen Rettungsmittel haben. Ebenso muss Beachtung finden, dass luftgestützte Rettungsmittel stark wetterabhängig sind und nicht immer zur Verfügung stehen. Hierbei kann Telemedizin zu einer Kompensation der Nachteile in der tradierten präklinischen Versorgung und eine Unterstützung sein und zu einem Mehrwert beitragen (Fleßa et al., 2016). Ebenso kann durch die Telemedizin Fachwissen ortsunabhängig bereitgestellt werden und somit für bessere Versorgungsstrukturen in der Präklinik und im stationären Umfeld sorgen (Hess et al., 2005; Roissant et al., 2017). Darüber hinaus führt die deutlich geringere Einsatzdauer von TNA mit durchschnittlich ca. 26 Minuten pro Einsatz im Vergleich zu konventionellen NA mit durchschnittlich ca. 61 Minuten zu einer Steigerung der Strukturqualität, da die ärztliche Ressource effizienter eingesetzt werden kann (Marx et al., 2019; Süss et al., 2020). Hierbei steht die ärztliche Expertise deutlich ökonomischer zur Verfügung. Dies wird anhand der möglichen maximalen jährlichen Einsätze im Vergleich zwischen NEF und TNA deutlich (Marx et al., 2019). Jedoch muss erwähnt werden, dass durch den Einsatz von TNA kein NA-Standort, insbesondere in ländlichen Gebieten, entfallen kann. Denn gerade bei manuellen ärztlichen Tätigkeiten in Zusammenhang mit Reanimationen, Polytraumata und schweren Atemnöten können TNA bis zum Eintreffen der herkömmlichen NA unterstützen, diese aber nicht ersetzen (Rossaint et al., 2017; Metelmann et al., 2019). Infrastrukturelle Probleme, wie fehlende Netzabdeckung oder niedrige Übertragungsbandbreite, sollten mitberücksichtigt oder im besten Fall behoben werden, bevor ein TNA-System regelhaft betrieben wird (Liman et al., 2012; Brokmann et al., 2017a). Ebenso ist eine strukturelle Anpassung des Notarztindikationskataloges notwendig,

60

damit sich durch die Einführung eines TNA-Systems Vorteile ergeben und die Schonung der Ressource konventioneller NA zu erreichen (Marx et al., 2019).

Im Bereich der Prozessqualität können ebenfalls Auswirkungen durch einen Einsatz von telemedizinischen Möglichkeiten verzeichnet werden. Insbesondere dient der Einsatz von TNA zu einer Verkürzung des ärztlichen therapiefreien Intervalls. Ein weiterer Vorteil der Verwendung eines TNA-Systems ist eine verbesserte Patientensteuerung, da der oder die TNA im Gegensatz zum nichtärztlichen Personal rechtssicher weiterführende Behandlungsentscheidungen für die Patientinnen und Patienten treffen kann. Hier kann die oder der TNA die Patientinnen und Patienten in die effektivste weiterführende Behandlung leiten und sie dem bedarfsgerechten Behandlungssektor zuweisen. Somit kann eine Überlastung von klinischen Notaufnahmen reduziert werden, wenn Patientinnen und Patienten, die nicht zwingend in den stationären Sektor eingewiesen werden müssen, an den ambulanten Sektor z. B. an den ÄBD oder den Hausarzt bzw. die Hausärztin verwiesen werden können. Dies führt für die vor Ort befindlichen NotSan oder RettAss zu mehr Rechtssicherheit, da die oder der TNA alle medizinischen Entscheidungen verantwortet (Rossaint et al., 2017). Dies kann ebenfalls für den Bereich der Verordnung von Opiaten angeführt werden. In Deutschland ist im Gegensatz zu anderen Ländern, wie den Niederlanden oder der Schweiz, aufgrund der rechtlichen Bestimmungen im Betäubungsmittelgesetz eine Verordnung von Opiaten nur durch einen Arzt oder eine Ärztin möglich. Hierbei kann durch den Einsatz von TNA eine verbesserte Rechtssicherheit erreicht werden (Hochstein, 2019; Gnirke et al., 2019). Ebenso stellen die PC- und Internetanbindung von TNA einen Vorteil in Bezug auf die einsatzbezogene Informationsbeschaffung dar. So ist es möglich, schnell und sicher auf Datenbanken wie Pschyrembel oder die Giftdatenbank zuzugreifen. Dies verbessert die Prozessqualität im Vergleich zum konventionellen System und führt ebenso zu einer Steigerung der Leitlinienadhärenz der TNA im Vergleich zu konventionellen NA (Marx et al., 2019). Zum Beispiel die aktuelle Leitlinie zur Polytraumaversorgung, die allein für den präklinischen Bereich bereits einen Umfang von 70 Behandlungsempfehlungen auf 107 Seiten aufweist, steht den TNA auf Knopfdruck zur Verfügung. Im Gegensatz sind diese für NA vor Ort umständlich bereitzustellen (Felzen et al., 2018). Durch eine fundierte telemedizinisch gestützte Klinikanmeldung können die nachfolgenden Behandlungszeitspannen deutlich verkürzt und somit der Behandlungsprozess verbessert werden. Dies zeigten die Arbeiten sowohl aus dem neurologischen, kardiologischen als auch aus dem traumatologischen Bereich auf. Hierdurch hat die Telemedizin einen positiven Einfluss auf die klinische Prozessqualität (Schwinger, 2016; Soda et al., 2017; Eder et al., 2018). Jedoch muss untersucht und beurteilt werden, wie sich die durch TNA gegebene ärztliche Universalverfügbarkeit auf die Motivation und

Handlungskompetenzen des nichtärztlichen Rettungsdienstpersonals auswirkt. Insbesondere nach der Etablierung des Berufsbildes NotSan herrscht kein einheitlicher Konsens zur tatsächlichen Kompetenzübertragung von den in der Ausbildung erlernten invasiven Maßnahmen zur eigenverantwortlichen und regelhaften Durchführung in Rettungseinsätzen (König, 2019).

Durch eine telemedizinische Unterstützung kann sich darüber hinaus auch die Ergebnisqualität verbessern. Studien haben gezeigt, dass insbesondere durch verbesserte Prozesse und schnellere Interventionszeiten bei lebensbedrohlichen Ereignissen das Patienten-Outcome gesteigert wurde (Schweiger, 2016; Soda et al., 2017). Weiterhin steht durch eine verbesserte Strukturqualität die notärztliche Expertise früher zur Verfügung und somit kann mit der ärztlichen Therapie schneller begonnen werden. Durch die Schonung der konventionellen NA stehen diese für Einsätze, bei denen die notärztliche Expertise vor Ort gefragt ist, voraussichtlich häufiger zeitgerecht zur Verfügung. Dies sollte ebenfalls wissenschaftlich evaluiert werden. Durch den Einsatz der Telemedizin im Rettungsdienst erhöhen sich die Dokumentationsqualität und die Sicherheit bei der Diagnosestellung. Die präsentierten Studien zeigen für alle Notfallsettings ebenfalls eine Steigerung der Behandlungsqualität und -geschwindigkeit in der Versorgung. Diese Aspekte dienen ebenfalls einer Steigerung der Ergebnisqualität, insbesondere bei einem Einsatz eines holistischen TNA-Systems (Rossaint et al., 2017; Marx et al., 2019).

Somit kann abschließend der Literaturrecherche entnommen werden, dass der Einsatz eines holistischen TNA-Systems zur Steigerung aller Qualitätsdimensionen im präklinischen Bereich dient und ökonomisch günstiger ist als die Etablierung weiterer NEF-Standorte. Jedoch können trotz TNA keine NEF-Standorte eingespart werden, da für manuelle oder komplexe Tätigkeiten NA vor Ort notwendig sind. Im Gegensatz zu herkömmlichen NA können TNA nicht jede Einsatzsituation vollumfänglich bearbeiten und abdecken (Rossaint et al., 2017). Weiterhin muss erwähnt werden, dass die Mehrzahl der gesichteten Literaturen entweder vor der Einführung des Berufsbildes NotSan oder während der Übergangsfrist von RettAss zu NotSan entstanden ist. Somit sollte der in Kapitel 2.3 dargestellten Ausweitung der Lerninhalte und somit einer Kompetenzausweitung der zukünftigen NotSan in der Konzeption von zukunftsweisenden Modellen in der präklinischen Versorgung Rechnung getragen werden (König, 2019).

Zu den vorgenannten Studien und dargestellten Ergebnissen können aufbauend jedoch weitere Fragen zu Verbesserungen in den einzelnen Qualitätsdimensionen gestellt werden. Die an Krankenhäuser übermittelte Daten sind in den Projekten sehr heterogen. Es besteht somit kein Konsens darüber, welche Daten zur Steigerung der Versorgungsqualität notwendig sind und welche zu keinem direkten Patientennutzen in der weiteren Versorgung und Behandlung beitragen. Ebenso ist zu hinterfragen, ob TNA in diesem Zusammenhang zu einer Verbesserung beitragen können. Es ist nicht umfassend bekannt, welche Ausgestaltungsmerkmale der TNA-Systeme von allen beteiligten Stellen in der präklinischen Notfallversorgung für notwendig befunden werden und ob weitere Synergien im Schnittstellenbereich der beteiligten Stellen möglich sind. In der recherchierten Literatur wird durch die Autoren anhand von Studien ein positives Bild des TNA-Einsatzes gezeigt und kaum kritische Ansätze verfolgt. Somit sollen folgende Fragen nach möglichen Hinderungsgründen und Problemen bei einem Einsatz von TNA gestellt werden, insbesondere im Kontext der möglichen steigenden Kompetenzen des nichtärztlichen Personals. Sehen Expertinnen und Experten der präklinischen Notfallversorgung, die bisher mit der Telemedizin kaum oder gar nicht in Berührung gekommen sind, ebenfalls einheitlich die zuvor dargestellten Qualitätsverbesserungen durch die Einführung eines TNA-Systems? Welche Gründe können dagegensprechen? Sind ggf. auch Nachteile in der Patientenversorgung durch den Einsatz von TNA denkbar? Können, auf diesen Fragen aufbauend, weitere Aspekte detektiert werden, die vor der Einführung eines TNA-Systems zu beachten sind, um eine bestmögliche Implementation zu gewährleisten? Wäre ein bundesweit einheitliches TNA-System trotz aller Heterogenität in der Notfallversorgung sinnvoll und für die Qualität in der Patientenversorgung zielführend oder besteht hierzu aus Sicht von Expertinnen und Experten der präklinischen Notfallversorgung keine Notwendigkeit? Diese dargestellten Fragen lassen sich aus der bisherigen Literatur nicht vollumfänglich beantworten und werden in einer Expertenbefragung untersucht.

4.2 Expertenbefragung

Nachdem die aktuelle Studiensituation in Bezug auf die präklinische Telemedizin und den Einsatz von TNA dargestellt wurde, sollen nachfolgend anhand einer Expertenbefragung explorativ mögliche Antworten auf die noch offenen Fragen generiert werden. Ebenso sollen durch diesen Ansatz mögliche neue Aspekte in Bezug auf den Nutzen und die Ausgestaltung von TNA-Systemen erforscht werden bzw. zuvor beschriebene und bekannte Merkmale von TNA-Systemen untermauert werden. Hierzu wurden mehrere Vertreterinnen und Vertreter aus dem präklinischen Versorgungsprozess ausgewählt, um ein möglichst umfassendes und interdisziplinäres Antwortspektrum zu erhalten. Ebenso sollte die Mehrzahl der Befragten bisher wenig Erfahrung mit TNA-Systemen aufweisen, um möglichst vielfältige und unvoreingenommene Antworten zu den einzelnen Fragen und Problemstellungen zu bekommen.

Aus den vorgenannten Gründen wurde aus dem Bereich der empirischen Sozialforschung eine qualitative Forschungsmethode gewählt. Diese soll im Gegensatz zu einer quantitativen Forschungsmethode, die empirische Sachverhalte durch Zahlen und mathematische Zusammenhänge beurteilt, explorativ neue Erkenntnisse hervorbringen. Die qualitative Forschung generiert aus individuellen und subjektiven Sichtweisen zumeist eine Theorie, die im weiteren Verlauf anhand von quantitativen Methoden überprüft werden kann. Im Bereich der qualitativen empirischen Sozialforschung kann auf ein breites Spektrum der Datenerhebung zurückgegriffen werden. Drei oft verwendete Methoden sind das Interview, die Gruppendiskussion und eine teilnehmende Beobachtung. Beim Interview kann weiter zwischen verschiedenen Formen differenziert werden. Die Möglichkeiten reichen vom *narrativen Interview*, das sehr offen und unstrukturiert ist und oft bei biografischen Interviews verwendet wird, bis zum *halbstandardisierten Interview*, das ebenfalls offen, jedoch eine teilstrukturierte Befragung vorsieht (Hug & Poscheschnik, 2015). Die Durchführung eines solchen Interviews kann mündlich oder schriftliche erfolgen. Ein schriftliches Interview kann asynchron, z. B. über E-Mail oder Brief, oder synchron, z. B. über Chats, stattfinden (Halbmayer & Salat, 2011). Weiterhin können Erkenntnisse in der qualitativen Forschung durch themenbezogene Gruppendiskussionen oder anhand von einer teilnehmenden Beobachtung, bei der die Forschenden selbst Teil des zu untersuchenden Umfelds oder Bereichs sind, gewonnen werden (Hug & Poscheschnik, 2015). Für die vorliegende Arbeit wurde auf ein offenes, standardisiertes, schriftliches Experteninterview zurückgegriffen, das über den asynchronen E-Mail-Weg stattfand.

4.2.1 Methode

Um bei der Befragung ein umfassendes Antwortspektrum zu erhalten, werden Personen aus unterschiedlichen Berufsgruppen in der präklinischen Versorgung angeschrieben. Nach einem Pretest werden zwei Vertreter aus dem Bereich der RLS-Leitung, zwei Mitglieder des *Bundesverbandes der Ärztlichen Leiter Rettungsdienst Deutschland e. V.* sowie zwei Vertreter in Leitungsfunktionen einer ZNA kontaktiert. Weiterhin wird der Fragebogen an vier NA mit unterschiedlicher Facharztqualifikation und zwei NotSan zur Beantwortung geschickt. Für die qualitative Datenerhebung sollen die Befragten zehn offen gestellte Fragen in Freitextform beantworten. Der Fragebogen wird per E-Mail-Anhang versendet und von folgendem Anschreiben begleitet:

Abbildung 6: Anschreiben Befragung

Sehr geehrte Frau XXXX / Sehr geehrter Herr XXXX,

wie bereits telefonisch angekündigt, würde ich mich gern an Sie als Experte/in im Bereich der präklinischen Notfallversorgung/ Zentralen Notaufnahme mit einer Umfrage im Rahmen einer Masterarbeit wenden. Diese beschäftigt sich mit dem Thema „**Auswirkungen auf die Versorgungsqualität in der präklinischen Notfallversorgung durch Einsatz des Telenotarztes**". Mein Name ist Volker Julius und ich bin Student an der Hochschule Fresenius im Masterstudiengang Management im Gesundheitswesen. Ich würde mich freuen, wenn Sie den nachfolgenden Fragebogen in Freitext beantworten könnten. Dies sollte nicht länger als 15min in Anspruch nehmen.

Ziel der Befragung:
Nach dem Pilotprojekt eines holistischen Telenotarztkonzeptes in Aachen finden sich zunehmend weitere Rettungsdienstbereiche, die eine Implementation eines Telenotarztes prüfen oder bereits einsetzten. Ziel dieser Befragung ist es die möglichen Auswirkungen auf die Struktur-, Prozess- und Ergebnisqualität in der präklinischen Notfallversorgung bei einer Implementierung eines Telenotarztes aufzuzeigen und ggf. mögliche Hürden und Grenzen zu detektieren.

Sofern Sie dies wünschen, werden Ihre Antworten in anonymisierter Form verwendet. Die Ergebnisse stellen wir Ihnen gern nach Abschluss der Befragung zur Verfügung. Vor dem Hintergrund der Fristen für meine Masterarbeit, würde ich mich über Ihre Antworten bis zum 10.01.2020 freuen

Bitte richten Sie Ihre Antwort und auch gerne Rückfragen an nachfolgende Emailadresse:

(Quelle: eigene Darstellung, Anhang 1)

Der mitversendete Fragebogen ist in die drei Bereiche Einleitung, Hauptteil und Schluss gegliedert. Zunächst wird nach der Zustimmung zu einer namentlichen Zitation gefragt. Bei Zustimmung kann der jeweilige Name eingetragen werden. Die ersten beiden Fragen dienen als Einleitungsfragen und zur Einordnung der Befragten nach dem jeweiligen Expertenstatus mit der individuellen Erfahrung im Bereich der präklinischen Versorgung oder einer ZNA. Ebenso werden die bisherigen Berührungspunkte mit telemedizinischen Anwendungen erfragt. Die Befragung endet mit einer Einschätzung zu einem einheitlichen TNA-System. Nachfolgend werden die einzelnen Fragen mit den jeweiligen Fragezielen kurz erläutert. Die durch „/" getrennten nachfolgenden Textabschnitte werden je nach Zielgruppe „Rettungsdienst" oder „ZNA" verwendet.

Frage 1: Über welche berufliche Stellung und Erfahrung verfügen Sie im Bereich der präklinischen/stationären Notfallversorgung?

Ziel dieser Frage ist es, das Expertenniveau festzustellen und eine Einordung in den jeweiligen Berufszweig zu ermöglichen. Darüber hinaus können Rückschlüsse auf die Erfahrung im Bereich des Rettungsdienstes bzw. der klinischen Notfallversorgung gezogen werden.

Frage 2: Arbeiten Sie bereits in Ihrem präklinischen Tätigkeitsbereich/im Tätigkeitsbereich der Zentralen Notaufnahme mit telemedizinischer Unterstützung? Falls ja, wie lange und in welcher Art?

Hierdurch soll die Erfahrung im Umgang mit der Telemedizin dargestellt werden.

Frage 3: Welche notwendigen vorbereitenden Maßnahmen sind Ihres Erachtens vor einer Einführung eines Telenotarztsystems, bezogen auf die Prozess- und Strukturebene, notwendig?

Durch diese Frage sollen mögliche weitere Maßnahmen vor einer TNA-Einführung erhoben werden, die für einen problemlosen Start eines solchen Systems notwendig sind.

Frage 4: Für welche Aspekte sehen Sie durch eine Einführung eines Telenotarztsystems Verbesserungen oder auch Probleme und ggf. negative Auswirkungen?

Ziel dieser Frage ist es, mögliche Probleme und Hürden, die durch ein TNA-System generiert werden, zu erfragen. Hierdurch können mögliche Ansätze für Anpassungen und Ergänzungen an den bestehenden TNA-Systemen erhalten werden. Durch diese Antworten sollen zum einen bestehende Ergebnisse der Literaturrecherche erhärtet bzw. ergänzt werden und zum anderen mögliche neue Aspekte aufgezeigt werden.

Frage 5: Wie sollte Ihrer Meinung nach ein Telenotarztsystem idealerweise strukturiert und organisiert sein, um die zuvor genannten Probleme oder negativen Auswirkungen zu vermeiden und den bestmöglichen Nutzen in der präklinischen Notfallversorgung zu generieren?

Aufbauend auf Frage 4 sollen in dieser Frage Lösungsansätze für mögliche Probleme erfragt werden, um diese in eine zukünftige TNA-Konzeption einfließen lassen zu können und daraus eine Theorie für ein *Best-Practise-Modell* ableiten zu können.

Frage 6: Welche Synergien halten Sie durch eine Einführung des Telenotarztes in Bezug auf die mitwirkenden Stellen in der präklinischen Notfallversorgung für möglich?

Hintergrund dieser Fragestellung ist zum einen, ob TNA für die RLS einen Mehrwert erbringen können, und zum anderen, ob für die Klinik ein zusätzlicher Nutzen aus dem TNA-Konzept zu erwarten ist.

Frage 7: Wo sehen Sie physisch den geeignetsten Ort für einen Telenotarztarbeitsplatz und warum?

Aufbauend auf der vorherigen Frage wird ermittelt, wo sich der TNA-Arbeitsplatz befinden soll und ob mögliche Vorteile durch eine bestimmte Integration in bestehende Strukturen, wie RLS oder Klinik, erreicht werden können.

Frage 8: Welche Informationen über einen Notfallpatienten sollten aus Ihrer Sicht bereits vor dem Eintreffen des Notfallpatienten an eine Zentralen Notaufnahme eines Krankenhauses übermittelt werden und generiert, aus Ihrer Sicht, ein Telenotarzt einen Vorteil für die nachfolgende Patientenversorgung und warum?

Mit dieser Frage wird erfasst, ob TNA zu einer Verbesserung der Kommunikation an der Schnittstelle zwischen Rettungsdienst und ZNA beitragen können. Ein weiteres Frageziel ist, herauszufinden, welche Übergabeparameter aus Sicht der befragten Expertinnen und Experten für eine reibungslose und sichere Patientenübergabe notwendig sind. In Bezug auf diese Problematik kann in den Publikationen nur ein geringes einheitliches Vorgehen im deutschen Rettungsdienst erkannt werden. Es stellt sich lediglich heraus, dass eine Optimierung von Schnittstellenprozessen zu einer schnelleren Klinikintervention führen kann (Handschu, Oeff & Ernstberger, 2008; Soda et al., 2017).

Frage 9: Sehen Sie eine Verbesserung der präklinischen Patientenversorgung und somit der Ergebnisqualität durch einen Telenotarzt und warum?

Ziel der Fragestellung ist es, aus der individuellen Expertensicht Gründe und mögliche Hindernisse in Bezug auf die Ergebnisqualität bei TNA-Systemen zu erhalten, um darauf aufbauend diese Erkenntnisse in die Gestaltung zukünftiger Projekte miteinfließen lassen zu können.

Frage 10: Würden Sie eine deutschlandweite und einheitliche Einführung eines Telenotarztes befürworten? Falls ja, welches wären die zwei wichtigsten Kriterien an ein solches Telenotarztsystem? Falls nein, aus welchem Grund lehnen Sie dies ab?

Mit dieser abschließenden Frage sollen die wichtigsten Kriterien, die die Expertinnen und Experten an TNA-Systeme stellen, herausgearbeitet werden. Ebenso sollte grundlegend erfasst werden, ob die Befragten, trotz der föderalen und heterogenen Strukturen im Rettungsdienst, ein einheitliches TNA-System in Deutschland begrüßen würden.

Nach der Auswertung dieser Expertenbefragung sollen die eingangs gestellte Forschungsfrage beantwortet und weitere noch zu erforschende Bereiche beschrieben werden. Ebenfalls sind, aufbauend auf den Erkenntnissen, Kriterien für TNA-Modelle darzustellen, die gemäß den bisherigen Projekten, Forschung und Fachleuten zu einem Gelingen und zur Qualitätssteigerung im Rettungsdienst beitragen können.

Zur Datenauswertung wird eine qualitative Inhaltsanalyse durchgeführt, um die Antworten aus den offenen Fragen analysieren und sinnhaft und vergleichbar aufarbeiten zu können. Hierfür wird anhand der erhaltenen Antworten aus den Fragebögen ein induktives Kategoriensystem entwickelt. Dieses wird zu jeder Frage einzeln aufgestellt, jedoch wurden die Kategorien frageübergreifend möglichst gleich benannt. Somit kann eine quantitative Aussage ebenfalls zu den einzelnen Fragen getroffen werden (Mayring & Fenzl, 2014). Für die Bildung der induktiven Kategorien wird auf eine zusammenfassende Inhaltsanalyse zurückgegriffen. Hierbei werden zunächst einzelne Antwortabschnitte inhaltsbezogen paraphrasiert. Der verdichtete Inhalt der Paraphrase wird anschließend in einem weiteren Arbeitsschritt in Stichworte überführt. Diese Stichworte werden in einer Tabelle summiert und bilden das induktive Kategoriensystem (Mayring & Fenzl, 2014). Ziel hierbei ist es, durch eine Inhaltsverdichtung der Antworten und durch die Bildung und entsprechende Summierung von Kategorien die zuvor unter Gliederungspunkt 4.1.3 gestellten Fragen beantworten und eine Theorie ableiten zu können (Hug & Poscheschnik, 2015). Beides soll zur Beantwortung der eingangs gestellten Forschungsfrage beitragen und die Literaturrecherche ergänzen. Die einzelnen Rückmeldungen der Expertinnen und Experten sind im Anhang dieser Arbeit zeichengetreu zu finden. Bei der folgenden Ergebnisdarstellung wird darauf verwiesen.

4.2.2 Ergebnisse

Die Darstellung der Ergebnisse ist in drei Bereiche gegliedert. Zunächst werden die allgemeinen Ergebnisse der Befragung dargestellt. Darauffolgend wird das Kategoriensystem zu jeder Frage abgebildet und anhand der Expertenantworten erläutert. Abschließend findet eine zusammenfassende Inhaltsanalyse der Antworten der Befragung statt.

Der Fragebogen wurde an insgesamt zwölf Expertinnen und Experten verschickt, wovon elf auf das Anschreiben reagierten. Zehn Fragebögen wurden ausgefüllt zurückgesandt, somit lag die Rücklaufquote bei 83,3 %. Einer der angeschriebenen Personen war es aus persönlichen Gründen nicht möglich, den Fragebogen zu beantworten. Eine weitere Person reagierte nicht auf das Anschreiben. Sechs der Teilnehmenden haben eine Qualifikation als Ärztin oder Arzt, bei den restlichen vier handelt es sich um nichtärztliches Personal. Die angegebenen Qualifikationen sind nachfolgend in einer Tabelle dargestellt. Hierbei wurde im ärztlichen Bereich die höchste angegebene Qualifikation gewertet. Ebenfalls sind Doppeleintragungen möglich, da an der Befragung auch Personen mit einer Doppelfunktion, z. B. Leitende oder Leitender NA und ärztliche Leitung einer ZNA, teilgenommen haben.

Tabelle 5: Auswertung Frage 1, Qualifikation der Befragten

Art der Qualifikation	ÄLRD	Leitender NA	NA	Leitung ZNA	NotSan	RLS
Anzahl	3	2	1	3	2	1

(Quelle: eigene Darstellung, in Anlehnung an Expertenbefragung)

Sieben Befragte gaben an, im präklinischen Bereich bisher mit keiner Art von telemedizinischer Unterstützung gearbeitet zu haben, drei der Teilnehmenden konnten präklinisch bereits telemedizinische Erfahrung sammeln können. Hierbei hat ein Befragter Erfahrung bei der EKG-Übertragung und der elektronischen Datenverarbeitung. Zwei Teilnehmende nutzen die Möglichkeiten des TNA-Systems im Gebiet Gießen und Marburg und können auf Erfahrungen diesbezüglich zurückgreifen.

In den nachfolgend dargestellten Tabellen werden alle Kategorien aufgelistet, denen mindestens drei Antworten zugewiesen werden konnten. Bei Fragen, bei denen dies nicht möglich war, sind auch Kategorien mit zwei Antworten aufgeführt. Die Anzahl der zu den einzelnen Fragen erstellten Kategorien werden anhand einer, in der jeweiligen Detailtiefe und Ausführlichkeit der entsprechenden Antwort erstellten, zweitstufigen induktiven Kategorienbildung durchgeführt.

Für die von den Expertinnen und Experten als notwendig erachteten Maßnahmen vor einer Einführung eines TNA-Systems konnten die nachfolgend in Tabelle 6 dargestellten Kategorien gebildet werden.

Tabelle 6: Auswertung Frage 3, vorbereitende Maßnahmen

Kategorie	Infrastruktur	Schulung	Standardisierter Einsatzablauf	TNA-Ort	Personalauswahl TNA
Anzahl	6	5	3	3	3

(Quelle: eigene Darstellung, in Anlehnung an Expertenbefragung)

Dies zeigt, dass der Eruierung der infrastrukturellen Gegebenheiten sowie der Ausstattung der Einsatzmittel und des TNA-Arbeitsplatzes ein hoher Stellenwert beigemessen wird. Ebenso muss eine detaillierte Schulung der beteiligten Stakeholder erfolgen. Ferner werden als notwendige vorbereitende Maßnahmen, um einen möglichst reibungslosen Ablauf in einem TNA-System zu gewährleisten, ein standardisierter Einsatzablauf, die Wahl eines passenden Ortes für den TNA-Arbeitsplatz sowie die Wahl von kompetenten TNA gesehen. Hierbei ist anzumerken, dass unter einem standardisierten Einsatzablauf die gesamte Prozesskette von der Alarmierung über die strukturierte Patientenübergabe vom Rettungspersonal an die oder den TNA bis zur Patientenübergabe an die weiterbehandelnde Stelle zu sehen ist (Anhang 4, Frage 3).

In Bezug auf mögliche Vor- und Nachteile bei der Einführung eines TNA-Systems können insbesondere Kategorien gebildet werden, die Einfluss auf die Qualität in den Bereichen der Struktur- und Prozessdimension haben können. Diese sind der nachfolgenden Tabelle zu entnehmen.

Tabelle 7: Auswertung Frage 4, Auswirkungen einer TNA-Einführung

Kategorie	Verfügbarkeit NA	Transportverweigerung	Therapiefreies Intervall	Supervision	Demotivation Not-San	Lenkung Patientenstrom
Anzahl	5	4	4	3	3	3

(Quelle: eigene Darstellung, in Anlehnung an Expertenbefragung)

Als positive Auswirkung wird in erster Linie die höhere Verfügbarkeit der bestehenden ärztlich besetzten Rettungsmittel gesehen, da diese zu Einsätzen, die lediglich eine Delegation von ärztlichen Maßnahmen beinhalten, nicht entsendet werden müssten, falls eine oder ein TNA verfügbar ist (Anhang 4, Frage 4; Anhang 6, Frage 4). Dieser Vorteil eines TNA-Systems kann auch zur rechtssicheren Entscheidung über Patiententransporte dienen. Insbesondere bei *„Transportverweigerung eines Patienten, der aber aus medizinischen Gründen transportiert werden sollte, kann der nichtärztliche RD-Mitarbeiter keinesfalls die Verantwortung dafür übernehmen, daß [sic] der Patient zu Hause bleibt, nicht einmal dann, wenn der Patient dafür unterschreibt. In einem solchen Fall muß [sic] ein Arzt aufklären und die Verantwortung übernehmen."* (Anhang 2, Frage 4) Somit kann sowohl die Ressource NEF geschont als auch eine Rechtssicherheit für das nichtärztliche Rettungsdienstpersonal erreicht werden, sobald eine oder ein TNA in solche Transportentscheidungen involviert wird. Darüber hinaus wurde durch die befragten Expertinnen und Experten in diesem Zusammenhang der Vorteil eines TNA in einer besseren Lenkung des Patientenstroms gesehen. Durch TNA besteht die Möglichkeit, die Patientinnen und Patienten zielgerichtet in die für die nach medizinischer Notwendigkeit der Erkrankung oder Verletzung adäquate Versorgungseinrichtung zu überführen. Somit können diese Patientinnen und Patienten rechtssicher dem passenden Versorgungssektor zugeführt und ggf. sektorale Fehlzuweisungen minimiert werden (Anhang 4, Frage 4; Anhang 8, Frage 4). Ebenso, wie in der zuvor beschriebenen Literatur, werden von den Teilnehmenden eine Verkürzung des ärztlichen therapiefreien Intervalls und die Möglichkeit einer ärztlichen Supervision, insbesondere für weniger erfahrene NA und auch NotSan, als Vorteile gesehen (Anhang 7, Frage 4). Als mögliches Problem ist die Demotivation der NotSan durch eine Universalverfügbarkeit der ärztlichen Expertise zu erwähnen. Hieraus kann bei einer ungünstigen Konzeption des TNA-Systems eine schlechtere Kompetenzentwicklung des nichtärztlichen Personals resultieren (Anhang 8, Frage 4). Dies kann in einem Verlust von Versorgungskompetenzen bei einem Technikausfall oder bei größeren Einsatzlagen, wie Katastrophen, münden (Anhang 11, Frage 4). Ebenso muss erwähnt werden, dass zwei Befragte davon ausgehen, dass die Diagnosestellung für TNA schwieriger ist als für NA, die sich vor Ort befinden. Dies wird durch die fehlende Sicht auf das *Ganze* im Einsatz beschrieben (Anhang 4, Frage 4; Anhang 5, Frage 4). Dieser Nachteil könnte z. B. mit einer Bodycam für das nichtärztliche Rettungsdienstpersonal gemindert werden. Hierdurch wäre es der oder dem TNA möglich, einen Einblick und Überblick über die tatsächliche Einsatzstelle zu erhalten (Anhang 5, Frage 4). Zwei Teilnehmende sehen in einem TNA-Konzept wenig Vorteile. Es wird in einer Antwort auf eine sinkende Prozessqualität hingewiesen, da durch das TNA-System möglicherweise Verzögerungen in der Alarmierung von NEF entstehen oder es ggf. zu Kompetenzüberschreitungen vonseiten der NotSan kommen könnte. Dies kann negative Auswirkungen auf den Behandlungsverlauf der Patientinnen und Patienten haben und sich somit nach-teilig auf die Ergebnisqualität auswirken (Anhang 2, Frage 4). Demgegenüber wird in der zweiten Antwort auf eine fehlende Sinnhaftigkeit von TNA-Systemen hingewiesen. Hier werden, im Gegensatz zur obigen Darstellung, vom Experten die Kompetenzen des nichtärztlichen Personals hervorgehoben und die Notwendigkeit von klaren Vorgaben seitens der ÄLRD an die NotSan und RettAss dargelegt. Der Mehrwert einer bzw. eines NA wird wie folgt ergänzt. *„Wenn ärztliche Unterstützung gebraucht wird, dann sicher nicht als lauwarmer Kommentar aus einem Lautsprecher im RTW, sondern als aktives Eingreifen in eine zu komplexe Situation."* (Anhang 3, Frage 4) Außerdem kann die NA-Verfügbarkeit durch eine Anpassung des NA-Indikationskataloges und eine eigenstän-dige Abarbeitung z. B. von ACS durch NotSan ebenfalls erreicht werden (Anhang 3, Frage 4).

Die fünfte Frage liefert diverse Erkenntnisse über die Ausgestaltung eines TNA-Sys-tems. Die gegebenen Antworten sind hierbei nicht einheitlich, zeigen jedoch Punkte auf, die bei einer TNA-Implementierung zu beachten sind.

Tabelle 8: Auswertung Frage 5, ideale Struktur eines TNA-Systems

Kategorie	Kompetenz NotSan	Schulung	Standardisierter Einsatzablauf	Kommunikation
Anzahl	3	2	2	2

(Quelle: eigene Darstellung, in Anlehnung an Expertenbefragung)

Bei einer möglichen teleärztlichen Unterstützung sollte auf die Kompetenzentwicklung und -sicherung der NotSan Wert gelegt werden (Anhang 11, Frage 5). Dabei sind zum einen die Eigenständigkeit des nichtärztlichen Personals und zum anderen die Scho-nung der Ressource der TNA zu beachten (Anhang 7, Frage 5). Neben der Schulung der beteiligten Stakeholder und insbesondere des Einsatzpersonals wird auch ein stan-dardisierter Einsatzablauf als entscheidend für eine qualitativ hochwertige Patientenver-sorgung gesehen. Hierbei sollte ein einheitliches Vorgehen herrschen, sobald TNA in einen Einsatz eingebunden sind. Dies wäre anhand von Checklisten für die TNA und das Personal vor Ort möglich (Anhang 4, Frage 5). Darauf aufbauend können eine ziel-gerichtete und strukturierte Kommunikation und Schulung dieser Personengruppen als Voraussetzungen angeführt werden (Anhang 7, Frage 5). Die zusätzlichen notwendigen Kompetenzen wären anhand von Seminaren im Bereich *Crew-Resource-Management* möglich (Anhang 4, Frage 5). Unter *Crew-Resource-Management* wird die *„sinnvolle Nutzung aller zur Verfügung stehenden Ressourcen, um eine sichere und effiziente Durchführung der Aufgaben zu erreichen."* (Sicksch, 2009, S. 262) verstanden. Dabei erfolgt insbesondere eine Beschäftigung mit den Kommunikations- und Managementfä-higkeiten von Teams (Sicksch, 2009). Neben diesen Aspekten sollte die medizinischorganisatorische Aufsicht auch in den Zuständigkeitsbereich des ÄLRD fallen (Anhang 10, Frage 5). Das TNA-System darf weder zur Überwachung des nichtärztlichen Personals noch zu einer unauthorisierten Datenweitergabe an Dritte genutzt werden (Anhang 11, Frage 5).

Bei der sechsten Frage halten sieben Teilnehmende Synergien mit Stakeholdern in der Notfallversorgung für möglich. Zwei Befragte sehen durch ein TNA-System wenig Synergien. Eine weitere Rückmeldung spiegelt die Komplexität der Thematik wider und die oder der Befragte konnte aus diesem Grund keine fundierte Aussage zu dieser Fragestellung treffen.

Tabelle 9: Auswertung Frage 6, Synergien mit Stakeholdern

Kategorie	Verfügbar-keit NA	Transportver-weigerung	Unterstützung RLS	TNA aus Klink besser für Behandlungspfad
Anzahl	3	3	3	3

(Quelle: eigene Darstellung, in Anlehnung an Expertenbefragung)

Zum einen wurden die zuvor dargestellten Vorteile in Bezug auf die höhere Verfügbarkeit von NEF und die Rechtssicherheit bei Transportverweigerungen in einem TNA-System erneut genannt. Zum anderen werden mögliche Auswirkungen auf die RLS und den weiteren Behandlungspfad für Notfallpatientinnen und -patienten in Kliniken ebenso gesehen wie eine verbesserte Kommunikation zwischen den Schnittstellen in der Patientenversorgung. So können, falls der TNA-Arbeitsplatz in einer Klinik angesiedelt ist, Informationen über die aufzunehmenden Patientinnen und Patienten schon vor ihrem Eintreffen für nachfolgende Diagnostik- und Behandlungsmaßnahmen genutzt werden. Demnach könnten schon Anforderungen an Computertomografieuntersuchungen o. Ä. erstellt und die innerklinischen Prozesse initiiert werden. Hierzu müsste jedoch die Notfallpatientin oder -patient auch in die entsprechende Klinik der bzw. des TNA gebracht werden (Anhang 4, Frage 6; Anhang 4, Frage 7). Das System wäre demnach gleich ausgestaltet wie jenes, das in Gebieten der USA Anwendung findet (LifeBot, 2018). Dem stehen mögliche Synergien in Bezug auf die RLS gegenüber. Hier wurde zum einen angeführt, dass es durch eine mögliche ärztliche Unterstützung auch bei der Abfrage von Hilfeersuchen zu einer möglichen Reduktion von RTW-Einsätzen kommen kann (Anhang 6, Frage 6) und die TNA ebenfalls beratend bei der Annahme und Disposition von Sekundäreinsätzen tätig werden könnten (Anhang 8, Frage 7). Zum anderen wurde angemerkt, dass die technische Anbindung an eine RLS vermutlich geeigneter wäre. Eine Verzahnung mit der Klinik führt zu einer möglichen Einbindung der TNA in klinische Prozesse, sodass diese dann aufgrund einer Doppelbelastung nicht vollumfänglich für

TNA-Einsätze zur Verfügung stehen könnten (Anhang 6, Frage 7). Dies führt zur nachfolgenden Aufstellung der angeführten Präferenzen, was den Ort des TNA-Arbeitsplatzes betrifft.

Tabelle 10: Auswertung Frage 7, Arbeitsplatz TNA

Kategorie	RLS	Klinik	örtlich ungebunden
Anzahl	8	4	3

(Quelle: eigene Darstellung, in Anlehnung an Expertenbefragung)

Die Mehrzahl der Befragten sehen den sinnvollsten Ort mit den meisten Synergien in einer RLS, wobei eine flexible Örtlichkeit ebenfalls Vorteile für das System generieren kann. Hierbei wurde zum einen die Attraktivität der ortsungebunden Dienstform angeführt und zum anderen, dass ein solcher Dienst für TNA in einer Art Rufbereitschaft finanziell günstiger zu realisieren wäre. Jedoch ist ein solcher Ansatz nur bis zu einer gewissen Auslastung der oder des TNA praktikabel. Diese Auslastungsgrenze müsste evaluiert werden (Anhang 7, Frage 7; Anhang 8, Frage 7). Weitere, nach Meinung der befragten Expertinnen und Experten, in Frage kommende Orte für einen TNA-Arbeitsplatz sind die Klinik oder der ortsungebundene Arbeitsplatz. Dabei kann die zusätzliche klinische Vernetzung der TNA aufgrund eines Arbeitsplatzes in der Klinik einen möglichen Vorteil darstellen. Ebenso ist es denkbar, dass durch eine oder einen Klinik-TNA weitere innerklinische Diagnostik- und Behandlungsprozesse bereits vor dem Eintreffen der Notfallpatientinnen und -patienten initiiert werden könnten. Dies würde zu einer Beschleunigung der innerklinischen Prozesse und des Versorgungsverlaufs für Notfallpatientinnen und -patienten führen (Anhang 4, Frage 7; Anhang 5, Frage 7). Dem steht jedoch die Ansicht, wie oben beschrieben, entgegen, dass TNA zusätzlich in klinische Tätigkeiten eingebunden werden könnten und somit die Verfügbarkeit für die Präklinik nicht vollumfänglich gewährleistet wäre (Anhang 6, Frage 7). Ebenso wurde angemerkt, dass eine Abhängigkeit der TNA von einer Klinik oder Hilfsorganisation in der grundlegenden Organisation solcher Systeme zu vermeiden ist (Anhang 11, Frage 5). Hierzu wird jedoch keine Begründung angegeben. Darüber hinaus wurde eine mögliche Alternative in TNA ohne vorgegebenen Arbeitsplatz gesehen. Hierbei handelt es sich um *„ein schlankes, relativ kostengünstiges System"* (Anhang 8, Frage 8). Der TNA-Einsatz könnte ortsungebunden über Mobiltelefonie und Tablet-PCs durchgeführt werden. Diese Variante ist wahrscheinlich kostengünstiger, als TNA-Systeme mit festem Arbeitsplatz zu betreiben (Anhang 8, Frage 7).

Im Bereich der Informationen, die für die weitere klinische Patientenversorgung notwendig sind und bereits vor dem Eintreffen der entsprechenden Patientinnen und Patienten vorliegen sollten, können nachfolgend dargestellte Kategorien gebildet werden.

Tabelle 11: Auswertung Frage 8, Informationen bei der Patientenanmeldung

Kategorie	IVENA-Angaben	keine Vorteile durch TNA	Anamnese	Medikation	EKG
Anzahl	6	5	3	3	3

(Quelle: eigene Darstellung, in Anlehnung an Expertenbefragung)

Die Mehrzahl der Befragten sieht die Vorabübertragung der IVENA-Angaben, die unter Kapitel 3.1 beschrieben wurden, als zentral an, um eine zielführende Patientenübergabe zu gewährleisten und die nachfolgenden notwendigen innerklinischen Prozesse zu initialisieren. Hierdurch werden sowohl die Behandlungsdringlichkeit, der Beatmungsstatus als auch die Interventionsnotwendigkeit direkt an die Klinik übermittelt. Ebenso können Besonderheiten, die für die nachfolgenden klinischen Prozesse entscheidend sind, abgebildet werden. Eine Angabe zur Eintreffzeit unterstützt die vorbereitenden Prozesse und kann Wartezeiten des klinischen Personals auf die Patientin oder den Patienten verringern (Schweigkofler et al., 2011; Anhang 2, Frage 8; Anhang 9, Frage 8; Anhang 11, Frage 8).

Als besonderen Vorteil wird darüber hinaus die Übertragung der erhobenen Anamnese, der Medikation und des abgeleiteten EKG gesehen. Es wurden jedoch von der Hälfte der Befragten hierbei keine expliziten Vorteile einer Patientenanmeldung durch eine oder einen TNA beschrieben. Dennoch sehen die Befragten durch den Einsatz von Telemedizin einen Mehrwert in einer besseren Planung der nachfolgenden Behandlungspfade für Notfallpatientinnen und -patienten. Bei Tracerdiagnosen, wie STEMI oder Apoplex, könnte durch das Hinzuziehen einer oder eines TNA im Vergleich zu einem tradierten Vorgehen eine sicherere Diagnostik erfolgen (Anhang 4, Frage 3; Anhang 9, Frage 8, Anhang 11, Frage 8). Ein etabliertes Arzt-Arzt-Gespräch zwischen NA und der aufnehmenden Ärztin oder dem aufnehmenden Arzt kann bei Tracerdiagnosen und bei Patientinnen und Patienten, die eine sofortige ärztliche Intervention in der Klinik benötigen, als ebenfalls zielführend und für den weiteren Behandlungsverlauf als vorteilhaft gesehen werden (Anhang 2, Frage 8; Anhang 3, Frage 8). Als Einwand kann die fehlende Personalkapazität in den Kliniken angeführt werden, die möglicherweise eine fundierte und konzentrierte Patientenaufnahme und -übergabe seitens der Klinik erschwert. Dies würde durch weitere Angaben zu Notfallpatientinnen und -patienten noch verstärkt werden (Anhang 6, Frage 8).

In insgesamt 60 % der Rückmeldungen wird die Vermutung geäußert, dass ein TNA-System zu einer Verbesserung der Patientenversorgung führt. Die weiteren Ergebnisse sind der Tabelle 12 zu entnehmen.

Tabelle 12: Auswertung Frage 9, bessere Patientenversorgung durch TNA

Kategorie	ja	nein	unklar
Anzahl	6	2	2

(Quelle: eigene Darstellung, in Anlehnung an Expertenbefragung)

Eine solche mögliche Verbesserung der Prozess- und Ergebnisqualität scheint jedoch an bestimmte Parameter bei der Konzeption eines TNA-Systems geknüpft zu sein. Hierbei spielen die Erfahrung und Fachkompetenz der eingesetzten TNA eine Schlüsselrolle. Es ergibt sich durch TNA wohl ein neues Arbeitsfeld für Ärztinnen und Ärzte (Anhang 11, Frage 9). Ebenso scheint es notwendig, auf einen wertschätzenden Umgang zwischen dem ärztlichen und nichtärztlichen Personal im Rettungsdienst zu achten. Sollten eine Demotivation des nichtärztlichen Personals und eine Kompetenzbeschneidung stattfinden, kann dies bei Abwesenheit von TNA und NA zu einer Verschlechterung der rettungsdienstlichen Versorgung, auch bei besonderen Ereignissen, führen (Anhang 7, Frage 4; Anhang 8, Frage 9; Anhang 11, Frage 4). Weiterhin ist eine Patientenuntersuchung durch NA vor Ort als effektiver und sicherer für die weitere Behandlung und Versorgung anzusehen. Somit ist es unabdingbar, die Indikationen für den TNA-Einsatz genau zu definieren und zu evaluieren. Weiterhin müssen die Entwicklung des Berufsbilds der NotSan und die dieser Personengruppe zugestandenen Entscheidungs- und Behandlungskompetenzen mit der damit verbundenen Verantwortung mit in die Planung und Überlegungen eines TNA-Konzeptes einfließen. Wenn für diverse Notfallsettings keine NA oder TNA notwendig wären, müssten dafür auch keine TNA zur Verfügung stehen und eingesetzt werden (Anhang 4, Frage 9). Jedoch können TNA durch eine Steigerung der Strukturqualität auch indirekt für eine Verbesserung der Ergebnisqualität sorgen. So können TNA zum einen bei möglichen Unklarheiten und Unsicherheiten im Versorgungsprozess der Patientinnen und Patienten dem nichtärztlichen Personal unterstützend zur Seite stehen, wodurch NA-Ressourcen eingespart werden. Zum anderen ist zu vermuten, dass durch eine solche Ressourcenschonung die NA häufiger und mit kürzeren Eintreffzeiten für kritische Einsätze zur Verfügung stehen (Anhang 4, Frage 9; Anhang 7, Frage 9). Bei einer Antwort wird jedoch eine langfristige Abkehr vom dualen Rettungssystem gesehen und eine Verringerung der Prozessqualität durch eine grundsätzliche Minderqualifikation des nichtärztlichen Personals angeführt (Anhang 2, Frage 4). Eine solche Abkehr vom dualen Rettungssystem wäre jedoch nicht zielführend, da gerade in diesem System für Deutschland ein großes Potential für eine hohe Ergebnisqualität in der Versorgung von Notfallpatientinnen und -patienten gesehen wird (Anhang 2, Frage 4; Anhang 4, Frage 9). Somit kann abschließend zu dieser Frage festgestellt werden, dass in der Mehrzahl der Antworten unter bestimmten Voraussetzungen von einer Verbesserung der Patientenversorgung und in der Folge auch von einer Steigerung der Ergebnisqualität ausgegangen wird.

Ob hierfür ein deutschlandweit einheitliches System notwendig bzw. hilfreich sein könnte, wird in der letzten Frage sehr differenziert beurteilt. Zum einen sind in Tabelle 13 in den Spalten 2 bis 4 die aus der Befragung abgeleiteten Antworten bezüglich der einheitlichen TNA-Systemgestaltung und zum anderen in den Spalten 5und 6 die beiden erwähnten Kernanforderungen an ein solches TNA-System dargestellt.

Tabelle 13: Auswertung Frage 10, einheitliches TNA-System

Kategorie	ja	nein	unklar	hohe TNA-Qualität	lokale Gegebenheiten
Anzahl	4	4	2	3	3

(Quelle: eigene Darstellung, in Anlehnung an Expertenbefragung)

Für eine Ablehnung eines einheitlichen Systems sprechen oft Aspekte des Föderalismus und die lokal unterschiedlichen Anforderungen an den Rettungsdienst (Anhang 2, Frage 10; Anhang 11, Frage 10). Jedoch ist es denkbar, nachdem für die Ausbildung und Durchführung des Rettungsdienstes einheitliche Strukturen geschaffen worden sind, ein deutschlandweites TNA-System zu implementieren. Zunächst kann mit lokalen TNA-Systemen begonnen werden, die im weiteren Verlauf, nach erfolgreicher Implementierung, auf weitere Gebiete ausgeweitet werden (Anhang 4, Frage 10). Außerdem wäre ein landkreisübergreifender TNA-Einsatz bei möglichen Paralleleinsätzen und anderen Notwendigkeiten wünschenswert (Anhang 11, Frage 10). Dies setzt jedoch einheitliche organisatorische Strukturen voraus. Unabhängig davon wird die Notwendigkeit von hochqualifizierten TNA von den Befragten erneut aufgezeigt.

Im Allgemeinen ist die Haltung der Befragten gegenüber TNA-Systemen uneinheitlich. Die Mehrzahl der Teilnehmenden sieht Vorteile in solchen Systemen. Jedoch generieren diese nur einen Mehrwert, wenn sowohl die vorbereitenden Maßnahmen als auch die Konzeption der TNA-Systemen an lokale Gegebenheiten angepasst sind und ein wertschätzendes Miteinander zwischen ärztlichem und nichtärztlichem Personal gegeben ist. Als essenziell für eine Steigerung der Qualität in der Prozess- und Ergebnisdimension wird allgemein eine Verbesserung der Kompetenzen der NA und NotSan gesehen. Hierbei kann die oder der TNA in Form der Supervision eine unterstützende Rolle spielen. Die Frage nach dem idealen Arbeitsumfeld kann nicht abschließend beantwortet werden. Hierzu müssten die jeweiligen Kosten für die drei angeführten Örtlichkeiten evaluiert werden. Jedoch können in einer engen Verzahnung mit der RLS Vorteile für die Prozessqualität gesehen werden.

4.2.3 Diskussion

Nachdem die Ergebnisse der Befragung dargestellt wurden, werden diese bezogen auf die unter Gliederungspunkt 4.1.3 formulierten Fragen und Kernaussagen diskutiert und markante Positionen der Expertinnen und Experten herausgestellt.

Grundsätzlich konnte auch die Expertenbefragung aufzeigen, dass durch die Einführung eines TNA-Systems eine Steigerung der Qualität in allen drei dargestellten Dimensionen erwartet wird. Eine Expertenaussage weist auf den fehlenden Einsatzbereich der TNA hin. In diesem Zusammenhang wurde auf die durch die bzw. den ÄLRD festgelegten Versorgungsalgorithmen für NotSan verwiesen, die zukünftig erweitert werden, was zu einer Reduktion der NEF-Einsätze beitragen soll (Anhang 3, Frage 4). Diese Notwendigkeit der Klärung von Kompetenzen und Handlungsfeldern für NotSan im Kontext zur Notwendigkeit eines TNA-Systems stellt auch ein befragter NA fest (Anhang 4, Frage 9). Er fordert eine bessere Qualifizierung der auf NEF tätigen NA, um eine hohe Versorgungsqualität sicherzustellen (Anhang 4, Frage 4). Demgegenüber steht die Meinung, dass nichtärztliches Personal weder allein noch mit TNA-Unterstützung eine adäquate Notfallversorgung durchführen kann. Hierfür ist immer zwingend eine oder ein NA vor Ort notwendig (Anhang 2, Frage 4). Es ist anzumerken, dass die beiden Befragten, die ein TNA-System nicht befürworten, aus der Gruppe der ÄLRD stammen und die Ablehnungsgründe einander diametral gegenüberstehen (Anhang 2, Frage 4; Anhang 3, Frage 4). Dieser Diskurs kann an dieser Stelle nicht abschließend geklärt werden und sollte Thema von weiteren Arbeiten sein. Als limitierend bei dieser explorativen Befragung kann die Auswahl der Befragten angesehen werden. Diese haben, bis auf zwei Befragte, ihren Tätigkeitsschwerpunkt im Bundesland Hessen. Somit kann vermutet werden, dass insbesondere Ansätze und Probleme für die Organisationsstruktur im hessischen Rettungsdienst erwähnt wurden. Ebenso wurde in dieser Untersuchung der ökonomische Bereich nicht umfassend behandelt.

Jedoch wurde mehrheitlich, auch von Kritikern des TNA-Systems, ein Nutzen bei der rechtlich sicheren Mitfahrverweigerung von Patientinnen und Patienten gesehen. Ebenso wurde eine Verkürzung des therapiefreien ärztlichen Intervalls angemerkt. Hierbei muss jedoch erneut auf die heterogene Kompetenzgestaltung bei den NotSan verwiesen werden. Ein weiteres, bisher so nicht dargestelltes Problem, kann in der Abnahme der Diagnose- und Handlungssicherheit des nichtärztlichen Personals gesehen werden. Hierbei wurde zum einen angemerkt, dass durch eine hohe Verfügbarkeit von ärztlicher Unterstützung durch TNA die Fortbildungsbereitschaft abnehmen könnte (Anhang 11, Frage 4). Zum anderen ist es denkbar, dass ein ungünstig konzipiertes TNA-System, das keinen Entscheidungsrahmen für nichtärztliches Personal integriert hat, zu einer zunehmenden Demotivation und einem damit einhergehenden Kompetenzverlust der nichtärztlichen Personengruppe beitragen kann (Anhang 7, Frage 4; Anhang 8, Frage 4). Dies kann in einem größeren Schadensfall oder bei Technikausfall zu einer schlechteren Versorgungsqualität für Patientinnen und Patienten führen. Im ersten Fall stehen ärztliche Expertisen aufgrund der hohen Nachfrage nur eingeschränkt zur Verfügung, während bei einem Technikausfall eine Unterstützung des nichtärztlichen Personals nicht möglich ist (Anhang 11, Frage 4).

Ein wichtiger Ansatzpunkt bei der Implementierung eines TNA-Systems ist nach Meinung der Befragten eine fundierte und umfassende Schulung und Information der beteiligten Stellen, insbesondere der NotSan. Diese werden mit telemedizinischer Unterstützung in diversen Situationen ohne Ärztin oder Arzt an der Patientin bzw. am Patienten tätig und sollten somit an erweiterten Schulungsmaßnahmen im medizinischen und rechtlichen Bereich teilnehmen (Anhang 4, Frage 5). Weiterhin wurden, ergänzend zu den dargestellten Ergebnissen aus der Literaturrecherche, Notwendigkeiten für aufbauende und weiterführende Schulungen im Bereich der Kommunikation und des *Crew-Resource-Managements* gesehen (Anhang 4, Frage 5).

Da in der bisherigen Studienlage der Ort des TNA-Arbeitsplatzes wenig Beachtung gefunden hat, wurde dieser Aspekt in dieser explorativen Befragung thematisiert, um mögliche Probleme oder Synergien aufzuzeigen. Insgesamt kann hierbei angeführt werden, dass aus Sicht der Expertinnen und Experten drei Orte in Frage kommen. Aus technischer Perspektive und im Hinblick auf mögliche ärztliche Unterstützung bei der Bearbeitung von Hilfeersuchen bietet sich die RLS als Ort für den TNA-Arbeitsplatz an. In RLS sind sowohl die Anbindung an die Kommunikation, wie Funk und Telefon, als auch die Anbindung an das Internet und somit an alle verfügbaren Recherchemöglichkeiten gegeben (Anhang 7, Frage 7). Die RLS kann als *„Knotenpunkt der Informationssammlung"* (Anhang 11, Frage 7, Absatz 3) bezeichnet werden. Für mögliche Synergien mit der klinischen Versorgung von Notfallpatientinnen und -patienten sollte sich der Arbeitsplatz in der ZNA befinden (Anhang 5, Frage 7). Jedoch müsste die jeweilige Patientin oder der Patient in die Klinik der oder des betreuenden TNA eingeliefert werden, um diese Vorteile nutzen zu können. Der dritte Ansatz ist eine ortsungebundene TNA-Konzeption. Dies scheint bis zu einer gewissen, noch zu evaluierenden Auslastung der TNA möglich zu sein und kann die Teilnahme für potenzielle TNA attraktiver machen (Anhang 7, Frage 7). Darüber hinaus scheint eine ortsungebundene Konzeption ökonomisch günstiger als eine ortsgebundene Alternative in einer Klinik oder einer RLS zu sein (Anhang 8, Frage 7). Jedoch sollte hierbei die technische Verfügbarkeit der ortsungebunden eingesetzten TNA organisatorisch sichergestellt sein. Dies könnte in weiteren Arbeiten untersucht werden. Ebenso ist zu evaluieren, ob TNA in einer RLS zu einer Verbesserung der dortigen Prozesse führen könnten, insbesondere bei der Annahme, Weitergabe und Disposition von Sekundäreinsätzen (Anhang 7, Frage 7).

Unabhängig vom Ort des TNA-Arbeitsplatzes wird durch diesen wenig Mehrwert bei der tatsächlichen Patientenanmeldung in Kliniken gesehen. In Einzelfällen könnte lediglich eine fundierte Anmeldung durch die oder den TNA stattfinden. Dies wird jedoch bereits durch mögliche telefonische Arzt-Arzt-Gespräche oder telefonische Rückfragen bei Tracerdiagnosen erreicht (Anhang 3, Frage 8; Anhang 8, Frage 8). Die nach Meinung der Befragten notwendigen und für den weiteren Behandlungsverlauf zielführenden Daten, die schon vor Ankunft der Notfallpatientinnen und -patienten dem Aufnahmepersonal bekannt sein sollten, können bereits über Systeme, wie z. B. IVENA, übertragen werden. Jedoch muss angemerkt werden, dass der Nutzen einer Patientensteuerung und -verteilung auf Krankenhäuser wissenschaftlich belegt und untersucht wurden, aber nicht, ob die übertragenen Daten zu einer verbesserten Patientenversorgung geführt haben. Dies könnte ebenfalls Thema weiterer Untersuchungen sein. In diesem Zusammenhang wäre auch zu analysieren, ob weitere Parameter einen positiven Einfluss auf die Versorgungsqualität und somit auch auf das Patienten-Outcome besitzen. Insbesondere können hier eine EKG-Übertragung, eine Anamnese oder die Medikation (sowohl im Rahmen des Rettungseinsatzes als auch der Medikationsplan der Patientinnen und Patienten) in die Untersuchung einfließen. Grundsätzlich sollte im Rahmen der Präklinik eine fundierte und sichere EKG-Interpretation stattfinden (Anhang 4, Frage 3; Schwinger, 2016). Ein TNA-System kann einen wesentlichen Beitrag leisten, um Fehlinterpretationen in der EKG-Diagnostik zu minimieren (Anhang 4, Frage 3).

Somit kann zusammenfassend gesagt werden, dass aus Sicht der Befragten ein TNA-System zumindest in Teilbereichen eine Verbesserung der Notfallversorgung bewirken kann. Durch eine Reduktion von NA-Einsätzen, wenigstens von solchen in Zusammenhang mit Transportentscheidungen bzw. Transportverweigerung, kann ein TNA-System die Dimension der Strukturqualität positiv beeinflussen. Durch Supervision und eine ärztliche Expertise für NotSan können Behandlungsprozesse optimiert und Patientinnen sowie Patienten zielgerichteter an die nachfolgende Versorgung geleitet werden. Dies dient sowohl der Steigerung der Prozess- als auch der Ergebnisqualität. Jedoch sind für das Erreichen der genannten Verbesserungen die in Abbildung 7 dargestellten Ausgestaltungsmerkmale von TNA-Systemen notwendig, um mögliche Probleme zu lösen und einem Kompetenz- und Motivationsverlust des nichtärztlichen Personals vorzubeugen.

Abbildung 7: Merkmale von Telenotarztsystemen

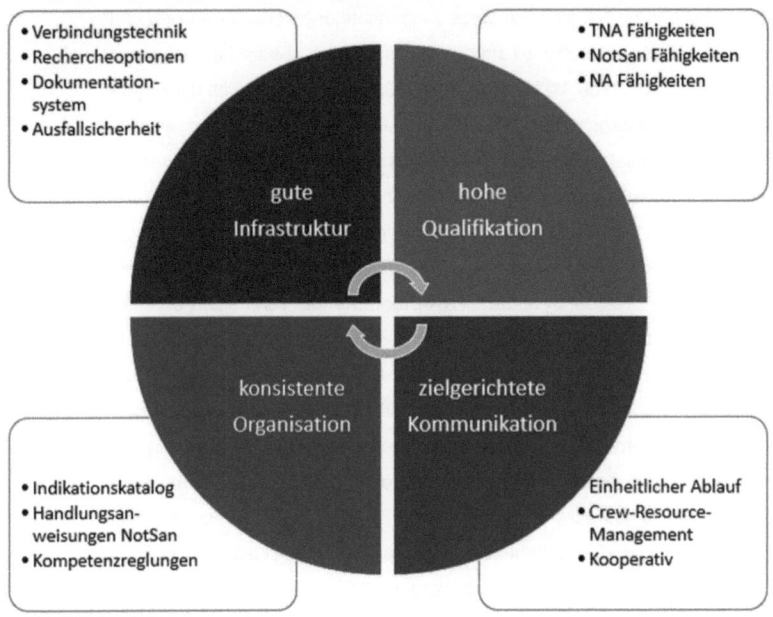

Diese dargestellten Ergebnisse werden im nachfolgenden Kapitel unter Einbezug der Erkenntnisse aus der Literaturrecherche diskutiert und mögliche Schlussfolgerungen daraus gezogen.

4.3 Auswirkungen des Telenotarztes auf die Qualität in der präklinischen Versorgung

Nach der Literaturrecherche und der durchgeführten Befragung werden nachfolgend die möglichen Auswirkungen eines TNA-Systems auf die Qualitätsdimensionen im Rettungsdienst erläutert. Allgemein kann erwähnt werden, dass grundsätzlich sowohl aus der Literaturrecherche als auch aus der Befragung hervorgeht, dass die Telemedizin und insbesondere die Einführung von TNA-Systemen einen Mehrwert darstellen. Im Folgenden werden die Auswirkungen anhand der Qualitätsdimensionen im Gesundheitswesen beschrieben.

Eine Implementierung von TNA-Systemen nimmt auf die Strukturqualität in der präklinischen Versorgung einen positiven Einfluss. Es wird, entgegen der Meinung einer oder eines Befragten, nicht erwartet, dass bestehende Strukturen des Rettungsdienstes durch eine Einführung eines TNA-Systems gestört werden (Anhang 2, Frage 4; Metelmann et al., 2019). So können NA als Ressource zielgerichteter eingesetzt werden und stehen für Einsätze, bei denen ärztliches manuelles Eingreifen gefragt ist, signifikant häufiger zur Verfügung (Marx et al., 2019; Süss et al., 2020). Dies wird durch die Ergebnisse der durchgeführten Befragung gestützt. Unter bestimmten Voraussetzungen können TNA nicht nur einen Einsatz, wie es durch konventionelle NA möglich ist, betreuen, sondern mehrere TNA-Konsultationen parallel bearbeiten (Koncz et al., 2019). Dies kann ebenfalls zur Schonung der Ressource der konventionellen NA beitragen und wirkt sich positiv auf die Strukturqualität aus. Eine mögliche Bearbeitung von einer großen Anzahl an Duplizitätseinsätzen für TNA durch andere TNA-Standorte, die von Felzen et al. für möglich gehalten wird (Felzen et al., 2018), macht ein einheitliches technisches System notwendig. Dies wird jedoch, aufgrund der föderalen Strukturen und den zuvor aufzuhebenden Unterschieden in der Organisation und Durchführung des Rettungsdienstes in den einzelnen Bundesländern, als schwierig angesehen (Anhang 11, Frage 10). Es könnte jedoch anhand von lokalen Lösungen eine Ausweitung auf weitere Gebiete stattfinden und ggf. daraus eine einheitliche Lösung für ein Bundesland entstehen (Anhang 4, Frage 10; Anhang 7, Frage 10). Auch hierbei sollten bei der Ausgestaltung von TNA-Systemen lokale Gegebenheiten berücksichtigt werden (Anhang 7, Frage 10; Anhang 11, Frage 10). Dies erschwert die Etablierung eines einheitlichen deutschen TNA-Systems.

Darüber hinaus herrscht Uneinigkeit in Bezug auf die technische Ausstattung und die Örtlichkeit des TNA-Arbeitsplatzes. Hierbei sollten die Auswirkungen und der Nutzen sowohl von einer Video- und Bildübertragung als auch von der Örtlichkeit des Arbeitsplatzes in weiteren Untersuchungen evaluiert werden. Insbesondere die Konzeption aus den Landkreisen Marburg/Biedenkopf und Gießen erscheint mit einer oder einem ortsungebundenen TNA ökonomisch günstiger und kann möglicherweise einen gleichwertigen Nutzen generieren wie die ortsgebundenen Systeme (Humburg, 2019; Anhang 7, Frage 7; Anhang 8, Frage 7). Nicht unerwähnt bleiben soll, dass TNA, unter den in Gliederungspunkt 4.1.2 dargestellten Bedingungen, mittel- und langfristig ökonomisch günstiger sind. Die dadurch eingesparten finanziellen Ressourcen können für weitere notwendige Anschaffungen im rettungsdienstlichen Bereich bereitgestellt werden (Fleßa et al., 2016; Prasser et al., 2020).

Weiterhin ist nicht auszuschließen, dass die Implementation eines TNA-Systems darüber hinaus einen positiven Effekt auf die Personalqualifikation und die Kompetenzgestaltung hat. Zum einen kann durch eine ärztliche Supervision eine Verbesserung bei schwierigen Einsatzentscheidungen und somit beispielsweise eine Verbesserung in der

EKG-Diagnostik erreicht werden. Zum anderen können durch eine unterstützende Tätigkeit der oder des TNA die Kompetenzen der NotSan verbessert werden. Jedoch muss hierbei angemerkt werden, dass ein nicht wertschätzender Umgang mit NotSan und deren fachliche Unterforderung zu einer Demotivation und Abnahme von Kompetenzen führen könnten (Anhang 7, Frage 4; Anhang 8, Frage 9; Anhang 11, Frage 4). Diese Aspekte müssten jedoch in zukünftigen Arbeiten evaluiert werden.

Im Vorfeld sind für einen technisch möglichst reibungslosen TNA-Einsatz infrastrukturelle Vorkehrungen zu treffen. Zum einen sollte die Netzabdeckung des Gebietes evaluiert werden und zum anderen Algorithmen bestehen, die beispielsweise klären, was bei einem plötzlichen Technikausfall zu veranlassen ist und wie die Patientinnen und Patienten dann ohne ärztliche Unterstützung versorgt werden sollen (Rossaint et al., 2017; Anhang 4, Frage 3). Ebenso scheint es unabdingbar, auf alle möglichen Mobilfunknetze zurückzugreifen, um die maximale örtlich zur Verfügung stehende Bandbreite in der Datenübertragung und Netzabdeckung zu erreichen (Hirsch et al., 2016). Somit soll eine höhere telemedizinische Verfügbarkeit als bei der Berliner *strokeNET-Pilotstudie* realisiert werden können (Liman et al., 2012). Neben der Sicherstellung der technischen Kommunikation muss ebenso die persönliche Kommunikation, insbesondere wegen des fehlenden persönlichen Kontakts bei der Unterstützung durch TNA, beachtet werden. Hierzu könnten neben der in der Literatur erwähnten Schulung des beteiligten Personals noch weitere Maßnahmen zum *Crew-Resource-Management* und zum wertschätzenden zwischenmenschlichen Umgang stattfinden. Auf diese Weise könnten die Qualität und Kompetenzen des eingesetzten ärztlichen und nichtärztlichen Personals gesteigert werden (Anhang 4, Frage 3). Die von Felzen et al. geforderten Qualifikationen für TNA werden im Allgemeinen durch die Expertenbefragung gestützt und sollten für zukünftige TNA-Projekte als Mindeststandard gelten. So erscheint es notwendig, dass TNA Fachärztinnen oder Fachärzte für Anästhesiologie mit Zusatzbezeichnung *Notfallmedizin* sind, über eine Erfahrung von mehr als 500 NA-Einsätzen verfügen und ebenso Zusatzfortbildungen für Reanimation, Traumaversorgung usw. absolviert haben (Felzen et al., 2018). Dem kann noch angefügt werden, dass zukünftige TNA besonders eine sichere EKG-Interpretation beherrschen sollten (Anhang 4, Frage 3).

Dementsprechend kann festgestellt werden, dass TNA unter den genannten Bedingungen einen positiven Einfluss auf die Strukturqualität in der rettungsdienstlichen Leistungserbringung haben können. Jedoch sind, insbesondere in der zwischenmenschlichen Kommunikation und der technischen Ausstattung, notwendige vorbereitende Maßnahmen durchzuführen, um langfristig eine möglichst optimierte Notfallversorgung sicherstellen zu können.

Im Bereich der Prozessqualität sind vielfältige Veränderungen durch die Einführung von TNA-Systemen zu verzeichnen. So konnte nachgewiesen werden, dass bereits telemedizinische Einzelmaßnahmen zu signifikanten Steigerungen in der Prozessqualität und -geschwindigkeit führen (Soda et al., 2017; Schwinger, 2016; Eder et al., 2018). Hierzu können TNA ebenfalls beitragen, zumal diese über die entsprechende Software Zugriff auf Leitlinien und Nachschlagewerke haben (Rossaint et al., 2017). Dies kann, z. B. im Rahmen der EKG-Diagnostik, zu einer Steigerung der Prozessqualität führen. Durch den Einsatz von TNA sind sowohl eine ärztliche Supervision und hierdurch das Einholen einer ärztlichen Zweitmeinung zu schwierigen EKG-Interpretationen möglich als auch eine EKG-Diagnose bei Rettungseinsätzen, bei denen keine Ärztin oder Arzt vor Ort ist. Somit könnten die von Stockburger et al. aufgezeigten 26,3 % an Fehlbeurteilungen von STEMI reduziert werden (Stockburger et al., 2016; Rossaint et al., 2017). Hierfür wäre allerdings eine sichere EKG-Interpretation durch alle eingesetzten TNA notwendig und sollte eine Kernkompetenz dieser darstellen (Anhang 4, Frage 3). Weiterhin kann als effektiver für den Versorgungsprozess von Notfallpatientinnen und -patienten ein bidirektionaler Datenaustausch zwischen Rettungsdienst und Klinik gesehen werden. So könnten in Klinken gespeicherte Patientendaten, insbesondere zur Medikation, zu Allergien und der Krankengeschichte, zu einer sicheren und zielgerichteteren Versorgung beitragen (Eder et al., 2018; Eder et al., 2019). Hierbei könnten TNA eine Schnittstelle darstellen (Anhang 5, Frage 7). Für die weiterführende Versorgung in den Kliniken sollten vor dem Eintreffen der Notfallpatientinnen und -patienten ebenfalls diverse Parameter vorliegen, um sowohl eine möglichst reibungslose Patientenübergabe realisieren zu können als auch nachfolgende Diagnose- und Versorgungsprozesse initiieren zu können. Diesbezüglich könnte die Patientenanmeldung mit den Parametern aus dem IVENA-System als zielführend für den weiteren klinischen Behandlungspfad bezeichnet werden (Anhang 2, Frage 8). Einzelne Parameter, wie der Beatmungsstatus oder die Eintreffzeit sowie die Diagnose, werden auch von Eder et al. als notwendig empfunden (Eder et al., 2019). Das Ergebnis der Expertenbefragung stützt diese Einschätzung ebenfalls. Laut den Aussagen können die Inhalte der IVENA-Meldung für eine Anmeldung von Notfallpatientinnen und -patienten für eine bestmögliche klinische Weiterversorgung als erforderlich erachtet werden. Werden Parameter wie Behandlungsdringlichkeit, Diagnose, die besondere Interventionsnotwendigkeit, Alter und Geschlecht, die erwartete Eintreffzeit sowie die Information über eine NA-Begleitung vorab übermittelt, kann dies zu einer Verbesserung der nachfolgenden Behandlungsprozesse beitragen (Mainis IT-Service GmbH (Hrsg.), 2020; Marx et al., 2019; Anhang 2, Frage 8; Anhang 4, Frage 8; Anhang 5, Frage 8). Jedoch wird im Allgemeinen von den befragten Expertinnen und Experten kein Vorteil bei der Patientenanmeldung in Kliniken durch die oder den TNA gesehen. Ebenso bedarf es weiterer Untersuchungen, welche Daten über Notfallpatientinnen und -patienten für eine Verbesserung der nachfolgenden Versorgung notwendig sind und welche Daten hierbei keinen Nutzen generieren.

Die bisherigen Untersuchungen und Vergleiche zwischen der Behandlungsqualität in TNA-Systemen zeigen, dass diese mit konventionellen NA gleichwertig sind und die Delegation von ärztlichen Maßnahmen sicher und umsetzbar ist. Dies verlangt jedoch auch eine hohe Kompetenz des eingesetzten nichtärztlichen Personals, da dieses die angewiesenen Handlungen sicher ausführen und beherrschen muss (Marx et al., 2019; Anhang 4, Frage 5; Anhang 7, Frage 4). Dies unterstreicht der Vergleich in der Behandlung von Schmerzzuständen oder hypertensiven Entgleisungen. Diesem kann entnommen werden, dass bei Fällen ohne Notwendigkeit manueller ärztlicher Tätigkeiten TNA genauso effektiv versorgen können wie NA vor Ort, wobei die Dokumentationsqualität und somit die rechtssichere Nachweisgüte bei TNA höherwertiger sind. Jedoch muss an dieser Stelle auch angeführt werden, dass NotSan solche Maßnahmen auch ohne jegliche ärztliche Unterstützung erbringen könnten. Dies zeigten bereits Schempf, Casu und Häske. (Gnirke et al., 2019; Lenssen et al., 2017; Koncz et al., 2019; Schempf, Casu & Häske, 2017). Die Notwendigkeit, zu evaluieren, für welche Maßnahmen eine ärztliche Unterstützung Voraussetzung ist und ob und in welcher Weise ein TNA-System dabei ergänzen kann, führt auch ein befragter NA in der Befragung an (Anhang 4, Frage 9). Dass solche Konzeptionen aus standardisierten Handlungsanweisungen für das nichtärztliche Personal ebenso zu einer hohen Prozessqualität führen können, zeigt eine Studie aus dem Rettungsdienstbereich Berlin. Die dort aufgestellten standardisierten Handlungsanweisungen des ÄLRD für das nichtärztliche Rettungsdienstpersonal wurden auf deren Einhaltung und eine vorherige richtige Indikationsstellung überprüft. Die Autoren konnten eine zu 97 % richtige Indikationsstellung und ein zu 91 % kongruentes Arbeiten nach Handlungsempfehlung feststellen. Jedoch ist die Dokumentationsqualität bei den untersuchten Einsätzen in insgesamt 45 % der Fälle verbesserungswürdig (Breuer et al., 2020). Hieraus kann geschlossen werden, dass nicht für alle ärztlichen Maßnahmen Kontakt zu einer Ärztin oder einem Arzt bestehen muss. Dies zeigt ebenfalls das System aus den USA (Koppenberg, Briggs, Wedel & Conn, 2002). Allerdings können diese Handlungsanweisungen keine Rechtssicherheit bei Transportentscheidungen (Rossaint et al., 2017; Anhang 2; Frage 4; Anhang 8, Frage 4) oder bei der Applikation von Opiaten gewährleisten. Hierzu bedarf es ärztlicher Unterstützung oder einer Änderung und Anpassung der gesetzlichen Ausgestaltung. Von dieser kann jedoch nicht ausgegangen werden (Hochstein, 2019). Diese Unterstützung kann sowohl nach Ansichten der Befragten als auch nach der Literatur ohne Qualitätsverlust durch eine oder einen TNA bereitgestellt werden (Rossaint et al., 2017; Anhang 2; Frage 4; Anhang 8, Frage 4). Ferner kann ein TNA-System ebenfalls zu einer Verminderung

von Patiententransporten in die ohnehin stark ausgelasteten Notaufnahmen der stationären Versorgung führen, da durch die telemedizinische Konsultation die Patientin oder
der Patient an die für die medizinische Versorgung effizienteste Stelle verwiesen oder
überführt werden kann (Koncz et al., 2019). Diese Ansicht wird von den befragten Expertinnen und Experten ebenfalls geteilt. Somit sollte bei einer Einführung eines TNA-
Systems grundsätzlich eine entsprechende Anpassung des Notarztindikationskataloges
in Betracht gezogen werden, um eine hohe Prozessqualität zu ermöglichen (Marx et al.,
2019). Allerdings wurde in keiner der angeführten Studien evaluiert, ob ein Einsatz von
NotSan mit standardisierten Handlungsanweisungen ebenso sicher und für die Patientenversorgung geeignet ist wie der Einsatz von TNA. Neben den genannten Vor-
teilen sind ebenso die Hürden für einen TNA-Einsatz zu erwähnen. Insbesondere
muss eine Redundanz für ausgelastete TNA verfügbar sein. Des Weiteren ist zu evaluieren, ob die hohe Qualität von TNA auch bei parallelen Einsätzen gewährleistet ist
oder wie stark die Prozessqualität bei der Bearbeitung von Duplizitätseinsätzen mit
deren Anzahl ggf. abnimmt. Weiterhin ist es den TNA nicht möglich, manuelle Maßnahmen vor Ort durchzuführen und dadurch die NotSan direkt zu unterstützen, wobei eine
solche Unterstützung vom nichtärztlichen Personal erwartet wird (Metelmann et al.,
2019).

Insgesamt kann im Bereich der Prozessqualität ebenfalls eine Verbesserung durch
den Einsatz von TNA erreicht werden. Allerdings sind hierbei einige zuvor genannte
Aspekte nicht wissenschaftlich bestätigt. Demnach kann eine Implementierung von
einem TNA-System zwar Vorteile generieren, jedoch ist nicht abschließend geklärt,
ob einige Aspekte auch durch andere Maßnahmen im bestehenden System zu erreichen sind. Dies unterstreichen Ausführungen aus der Expertenbefragung (Anhang 3,
Frage 4; Anhang 4, Frage 9).

Die vorteilhaften Auswirkungen auf die beiden vorgenannten Qualitätsdimensionen
durch die Einführung eines TNA-Systems beeinflussen die Ergebnisqualität ebenfalls
positiv. Dies kann mit den zuvor dargestellten Verbesserungen in der Patientenversorgung und den strukturellen Verbesserungen begründet werden. Darüber hinaus kann
eine frühzeitige ärztliche Delegation von Maßnahmen zu einer schnelleren Verbesserung des Patientenzustandes beitragen. Somit verringern sich frühzeitig die Schmerzen
der Patientinnen und Patienten oder diese fühlen sich ggf. besser versorgt (Brockmann
et al., 2017a; Gnirke et al., 2019). Die niedrige NA-Nachforderungsquote bei einer vorherigen TNA-Beteiligung an Rettungseinsätzen zeigt (Brokmann et al., 2015; Süss et al.,
2020), dass der TNA-Einsatz eine niedrige Komplikationsrate aufweist und somit die Ergebnisqualität nicht negativ beeinflusst. Durch eine effektivere Schnittstellenkommuni-

kation können die nachfolgenden Klinikprozesse besser ablaufen, was zu einem höheren Patienten-Outcome oder -zufriedenheit führt (Anhang 5, Frage 7; Anhang 9, Frage 4 & 8). Weiterhin wird bei speziellen Diagnosen ein Vorteil des TNA-Einsatzes für den weiteren Behandlungserfolg gesehen, insbesondere bei der Beurteilung von EKG und bei der Diagnostik von hochgradigen Schlaganfällen. Hierbei können TNA die gestellte Arbeitsdiagnose bestätigen und die entsprechende klinische Stelle zielgerichtet informieren (Anhang 8, Frage 8). Ein TNA-System kann außerdem als kosteneffektiv angesehen werden und hierdurch ebenfalls die Ergebnisqualität positiv beeinflussen (Fleßa et al., 2016; Prasser et al., 2020).

Ferner geht aus der Expertenbefragung hervor, dass im Bereich der Kommunikation und des Kommunikationsablaufes weiterer Fortbildungs- und Regelungsbedarf besteht. Ebenso konnten Argumente über den Ort des Arbeitsplatzes gesammelt werden, die im weiteren Verlauf evaluiert und bewertet werden sollten. Die Befragung spiegelt ebenfalls den Diskurs über die Kompetenzgestaltung des nichtärztlichen Personals in Deutschland wider und stellt die Notwendigkeit von TNA-Systemen in den Zusammenhang vom Ausgang dieser Diskussion. Grundsätzlich konnten durch die Befragung und die vorangegangene Literaturrecherche folgende Tätigkeitsschwerpunkte für TNA herausgearbeitet werden, die zu einer Verbesserung der Qualität in der Präklinik führen können:

- Unterstützung und rechtssichere Entscheidung bei Transportverweigerungen
- rechtssichere Anweisung von Opiaten bei der Medikamentenapplikation
- Supervision bei schwierigen Entscheidungen
- EKG-Diagnostik, insbesondere bei STEMI-Verdacht
- Unterstützung bei der Einsatzorganisation in besonderen Fällen
- Maßnahmendelegation, die über Algorithmen für das nichtärztliche Personal hinausgehen

Diese Punkte sind jedoch in weiteren Arbeiten zu überprüfen und genau zu definieren. Nachdem die Ergebnisse der Literaturrecherche mit den Erkenntnissen der Befragung diskutiert wurden, folgt als Abschluss ein Fazit, bezogen auf die eingangs gestellte Forschungsfrage.

5 Fazit

Da der deutsche Rettungsdienst nach dem Prinzip des Föderalismus organisiert ist, verfolgen die Bundesländer unterschiedliche Ansätze in der Ausgestaltung der präklinischen Notfallversorgung (Piedmont et al., 2018). Jedoch ist der Rettungsdienst bundeseinheitlich als ein duales System aus nichtärztlich besetzten RTW und ärztlich besetzten NEF aufgebaut. Diese werden über die RLS alarmiert, disponiert und im Einsatzgeschehen unterstützt (Roth, 2018). Um hierbei eine ärztliche Expertise schneller zur Verfügung stellen zu können und die Ressource der NA zu schonen (Marx et al., 2019), wurde in einigen telemedizinischen Projekten eine oder ein TNA eingeführt und diese Versorgungsform evaluiert. In diesen Studien wurden oft Teilbereiche, die durch eine TNA-Einführung beeinflusst wurden, untersucht. Jedoch wurde weder abschließend geklärt, ob die Qualität durch TNA positiv beeinflusst wird, noch welche Ausgestaltungsmerkmale eines TNA-Systems am geeignetsten erscheinen. Diese Problematik wurde in der vorliegenden Arbeit untersucht und folgende Forschungsfrage aufgestellt: Dient ein TNA-System zur Steigerung der Struktur-, Prozess- und Ergebnisqualität im Gesundheitswesen und, wenn ja, welches TNA-System ist am geeignetsten?

Die Forschungsfrage kann grundsätzlich dahingehend beantwortet werden, dass ein TNA-System unter gewissen Voraussetzungen zur Steigerung der Qualität in allen drei Dimensionen beitragen kann. Jedoch sollten bei der Konzeption und Einführung von TNA-Systemen die angeführten Kernelemente berücksichtigt werden. Demnach ist eine sichere infrastrukturelle Gestaltung ebenso unabdingbar wie eine durchgängige Organisation des Rettungsdienstes für den Einsatz von TNA. Darüber hinaus spielen sowohl die Qualifikation der beteiligten Berufsgruppen und die Kommunikation zwischen diesen eine Schlüsselrolle für einen langfristigen Erfolg des TNA-Systems.

Aus der Literaturrecherche und der nachfolgenden Expertenbefragung können vier mögliche Systemausgestaltungen der präklinischen Versorgung abgeleitet werden.

Der Rettungsdienst wird in der konventionellen Weise weiterbetrieben, ohne Ergänzung der Handlungsanweisungen oder Implementierung telemedizinischer Unterstützung (Anhang 2, Frage 4).

Die Bearbeitung von Rettungseinsätzen kann vermehrt, wie ein Befragter anführte, durch Handlungsanweisungen für das nichtärztliche Personal erfolgen. Dadurch werden NA wesentlich weniger oft primär alarmiert und nur bei Bedarf nachgefordert (Anhang 3, Frage 4).

Eine TNA-Unterstützung ist so konzipiert, dass sie möglichst geringe Kosten verursacht. Hierbei wird sowohl auf eine Videoübertragung als auch auf einen festen TNA-Arbeitsplatz verzichtet (Anhang 7; Anhang 8).

Es findet eine möglichst vollumfängliche TNA-Unterstützung statt. Dies impliziert auf der einen Seite einen festen TNA-Arbeitsplatz mit entsprechender technischer Anbindung und auf der anderen Seite eine Videoübertragung aus dem RTW. Hierbei ist für eine möglichst umfassende Beurteilung der Einsatzsituation und eine verbesserte Unterstützung auch direkt am Einsatzort (Wohnung) ein Bodycam-Einsatz zu prüfen (Anhang 5, Frage 5).

Diese dargestellten Systeme könnten in weiteren Arbeiten auf Ökonomie, Qualität und Leistungsfähigkeit verglichen und bewertet werden. Insbesondere könnte ein lohnender Ansatz sein, die Kompetenzen der NotSan anhand von Leitlinien und Handlungsanweisungen zu steigern und durch ein *„schlankes, relativ kostengünstiges System"* (Anhang 8, Frage 7, Absatz 1) zu unterstützen. In Fragen zur rechtssicheren Transportverweigerung und Opiatgabe sowie in der EKG-Interpretation könnte in dieser Organisationsform die oder der TNA zur Qualitätssteigerung beitragen. Hierfür ist eine möglichst einheitliche Kompetenz- und Aufgabenfestlegung für NotSan zu etablieren. Darauf aufbauend könnten für Einsatzkonstellationen, die eine ärztliche Expertise und keine direkte Anwesenheit einer oder eines NA vor Ort benötigen, Indikationen für den Einsatz von TNA und RTW oder RTW ohne ärztliche Unterstützung aufgestellt und der Notarztindikationskatalog entsprechend angepasst werden.

Eine weitere, noch nicht abschließend geklärte Fragestellung betrifft den möglichen Ort des TNA-Arbeitsplatzes. Hier konnte die Expertenbefragung Hinweise für die Wahl eines geeigneten Ortes geben. Ein möglicher Indikator dafür könnte zum einen die Auslastung eines solchen TNA-Systems sein und analog zur Bedarfsplanung von Rettungsmittelnotwendigkeiten in Rettungsdienstbereichsplänen berechnet werden. Zum anderen muss bei ortsungebundenen TNA die technische Verbindung gewährleistet sein. Ebenso sollten, falls die oder der TNA in einer Klinik ansässig ist, die personellen Ressourcen sichergestellt sein und von Einplanungen in andere klinische Bereiche abgesehen werden (Anhang 5, Frage 7; Anhang 6, Frage 7).

Unabhängig davon sollte die gleichzeitige Nutzung der verschiedenen Mobilfunknetze für ein TNA-System obligatorisch sein, um eine möglichst sichere Verbindung zwischen Einsatzstelle und TNA zu gewährleisten und die Bandbreite der Datenübertragung zu maximieren (Marx et al., 2019; Anhang 7, Frage 5). Ebenso wurden einheitlich eine durchgängige Übertragung von bidirektionalen Audiodaten zwischen Einsatzstelle und TNA und die Übertragung der Vitaldaten der Patientin oder des Patienten für unabdingbar gehalten (Marx et al., 2019; Anhang 5, Frage 3).

Abschließend sollte die rechtliche Situation der TNA überprüft und bei Bedarf geregelt werden, damit es für das eingesetzte Personal zu keinen Unsicherheiten bei der Delegation oder Durchführung von Maßnahmen kommt (Anhang 4, Frage 3; Anhang 8, Frage 10). Es sollte, wie Koncz et al. ebenfalls fordern, eine gesetzliche Verankerung von Delegationen an nichtärztliches Personal und anderen Tätigkeiten der TNA, wie ggf. die Beratung von RLS, stattfinden (Koncz et al., 2019). Somit wäre für alle beteiligten Berufsgruppen eine rechtliche Handlungssicherheit gewährleistet.

IV Literaturverzeichnis

Amadi-Obi, A., Gilligan, P., Owens, N. & O'Donnell, C. (2014). Telemedicine in pre-hospital care: a review of telemedicine applications in the pre-hospital environment. *International Journal of Emergency Medicine,* 2014 (7), 29.

Andelfinger, V. P. (2016). eHealth: Grundlagen und Bedeutung für die Gesundheits-syteme heute und morgen. *In: F. Fischer & A. Krämer (2016). eHealth in Deutschland - Anforderungen und Potenziale innovativer Versorgungsstrukturen (S. 3-23).* Berlin Heidelberg: Springer.

Aniset, L., Wulf, H., Wranze, E. & Kill, C. (2011). Medizinische Leitungsfunktionen im deutschen Rettungsdienst - Qualifikationsanforderungen an Leitende Notärzte und Ärztliche Leiter Rettungsdienst in den einzelnen Bundesländern. *Notfall + Rettungsmedizin,* 14 (5), 399-408.

Asarnusch, R., Eder, P. A. & Kippnich, U. (2015). Telemedizin im Rettungsdienst – Möglichkeiten für den Einsatzalltag. *retten!,* 4 (4), 256-260.

Bergrath, S., Czaplik, M., Rossaint, R., Hirsch, F., Beckers, S. K., Valentin, B., Weilpütz, D., Schneiders, M. T. & Brokmann J. C. (2013). Implementation phase of a multicentre prehospital telemedicine system to support paramedics: feasibility and possible limitations. *Scandinavian Journal of Trauma, Resuscitation and Emergency Medicine,* 21 (54).

Breuer, L., Erbguth, F., Oschmann, P. & Schwab, S. (2017). Telemedizin: Flächendeckung und Qualität – kein Widerspruch. *Der Nervenarzt,* 88 (2), 130-140.

Breuer, F., Pommerenke, C., Lamers, A., Schloack, S., Langhamme, S., Dahmen, J., Jüttner, J. P., Plock, G., Drescher, S. & Poloczek, S. (2020). *Generaldelegation von heilkundlichen Maßnahmen an Notfallsanitäter – Umsetzung im Land Berlin. Notfall + Rettungsmedizin, online.* Verfügbar unter: https://www.springer medizin.de/generaldelegation-von-heilkundlichen-massnahmen-an-notfallsan ita/17619766 (20.03.2020).

Brokmann, J. C., Rossaint, R., Bergrath, S., Valentin, B., Beckers, S. K., Hirsch, F., Jeschke, S. & Czaplik, M. (2015). Potenziale und Wirksamkeit eines telemedizinischen Rettungsassistenzsystems – Prospektive observationelle Studie zum Einsatz der Notfallmedizin. *Der Anaesthesist,* 64 (6), 438-445.

Brokmann, J. C., Rossaint, R., Müller, M., Fitzner, C., Villa, L., Beckers, S. K. & Bergrath, S. (2017a). Blood pressure management and guideline adherence in hypertensive emergencies and urgencies: A comparison between telemedically supported and conventional out-of-hospital care. *The Journal of Clinical Hypertension*, 19 (7), 704-712.

Brokmann, J. C., Felzen, M., Beckers, S. K., Czaplik, M., Hirsch, F., Bergrath, S. & Rossaint, R. (2017b). Telemedizin: Potenziale in der Notfallmedizin. *AINS-Anästhesiologie, Intensivmedizin, Notfallmedizin, Schmerztherapie*, 52 (2), 107-117.

Bundesärztekammer (BÄK) (2013). Indikationskatalog für den Notarzteinsatz. *Deutsches Ärzteblatt*, 110 (11), 521.

Bundesministerium für Gesundheit (BMG) (Hrsg.) (2006). *Gesundheitsberichterstattung des Bundes – Gesundheit in Deutschland.* Verfügbar unter: http://www.gbe-bund.de/pdf/GESBER2006.pdf (22.12.2019).

Bundesministerium für Gesundheit (BMG) (Hrsg.) (2018). *E-Health.* Verfügbar unter: https://www.bundesgesundheitsministerium.de/service/begriffe-von-a-z/e/e-health.html (19.12.2019)

Bundesministerium für Justiz und für Verbraucherschutz (BMJV) (Hrsg.) (2007). *Gesetz über den Beruf der Rettungsassistentin und des Rettungsassistenten (Rettungsassistentengesetz - RettAssG).* Verfügbar unter: https://www.ge-sundheit.bremen.de/sixcms/media.php/13/26100%20RettAssG%20ge-samt.pdf (09.20.2019).

Bundesministerium für Justiz und für Verbraucherschutz (BMJV) (Hrsg.) (2019a). *Grundgesetz für die Bundesrepublik Deutschland.* Verfügbar unter: www.gesetze-im-internet.de/gg/GG.pdf (15.10.2019).

Bundesministerium für Justiz und für Verbraucherschutz (BMJV) (Hrsg.) (2019b). *Sozialgesetzbuch Fünftes Buch – Gesetzliche Krankenversicherung.* Verfügbar unter: http://www.gesetze-im-internet.de/sgb_5/ (07.10.2019).

Bundesministerium für Justiz und für Verbraucherschutz (BMJV) (Hrsg.) (2019c). *Gesetz über den Beruf der Notfallsanitäterin und des Notfallsanitäters (Notfallsanitätergesetz - NotSanG).* Verfügbar unter: https://www.gesetze-im-internet.de/notsang/BJNR134810013.html (20.09.2019).

Bundesministerium für Justiz und für Verbraucherschutz (BMJV) (Hrsg.) (2019d). *Ausbildungs- und Prüfungsverordnung für Notfallsanitäterinnenund Notfallsanitäter (NotSan-APrV).* Verfügbar unter: https://www.gesetze-im-internet.de/notsan-aprv/NotSan-APrV.pdf (20.09.2019).

Czaplik, M. & Bergrath, S. (2016). Telemedizin in der Notfallmedizin. In: F. Fischer & A. Krämer (Hrsg.) (2016). *eHealth in Deutschland - Anforderungen und Potenziale innovativer Versorgungsstrukturen (S. 319-333).* Berlin Heidelberg: Springer.

Dax, F., Fabrizio, M & Hackstein, A. (2016). Kennzahlen in der Leitstelle. *Notfall + Rettungsmedizin,* 19 (8), 632-637.

Deutsches Institut für Normung e.V. (Hrsg.) (2015). *DIN 13050:2015-04 - Begriffe im Rettungswesen.* Berlin: Beuth-Verlag.

Deutsches Institut für Normung e.V. (Hrsg.) (2019). *Qualitätsmanagement – Normensammlung.* Berlin: Beuth-Verlag.

Deutscher Bundestag (Hrsg.) (2016). *Organisation der Notfallversorgung in Deutschland unter besonderer Berücksichtigung des Rettungsdienstes und des Ärztlichen Bereitschaftsdienstes.* Verfügbar unter: https://www.bundestag.de/resource/blob/408406/0e3ec79bfb78d7dde0c659a2be0927ca/wd-9%E2%80%93105%E2%80%9314--pdf-data.pdf (07.10.2016).

Die Deutsche Gesellschaft für Anästhesiologie und Intensivmedizin (DGAI) (2016). Telemedizin in der prähospitalen Notfallmedizin: Strukturempfehlung der DGAI. *Anästhesiologie und Intensivmedizin,* 57, 160-166.

Eder, P. A., Reime, B., Wurmb, T., Kippnich, U., Shammas, L. & Rashid, A. (2018). Prehospital Telemedical Emergency Management of Severely Injured Trauma Patients. *Methods of Information in Medicine,* 57 (05/06), 231-242.

Eder, P. A., Dormann, H., Krämer, R. M., Lödel, S. K., Shammas, L. & Rashid, A. (2019). Telemedizinische Voranmeldung durch den Rettungsdienst bei Schwerverletzten – Fallbericht eines Verkehrsunfalls. *Notfall & Rettungsmedizin,* 22 (1), 37-44.

Eigenbetrieb Rettungsdienst des Landkreises Vorpommern-Greifswald (Hrsg.) (2020). *Der Telenotarzt.* Verfügbar unter: https://land-rettung.de/telenotarzt/ (10.01.2020).

Felzen, M., Hirsch, F., Brokmann, J. C., Rossaint, R. & Beckers, S. K. (2018). Anforderungs- und Qualifikationsprofil an den Notarzt in der Telenotfallmedizin – Entwicklung eines kompetenzbasierten Qualifizierungsmodells. *Notfall & Rettungsmedizin*, 21 (7), 590-597.

Fischer, F., Aust, V & Krämer, A. (2016). eHealth: Hintergrund und Begriffsbestimmung. *In: F. Fischer & A. Krämer (2016). eHealth in Deutschland - Anforderungen und Potenziale innovativer Versorgungsstrukturen (S. 3-23)*. Berlin Heidelberg: Springer.

Fleßa, S., Krohn, M., Scheer, D. & Hahnenkamp, K. (2016). Der Telenotarzt als Innovation des Rettungswesens im ländlichen Raum – eine gesundheitsökonomische Analyse für den Kreis Vorpommern-Greifswald. *Die Unternehmung*, 70 (3), 248-262.

Franz, R. (2016). *Telemedizin Offshore*. Verfügbar unter: http://p100527. typo3server.info/images/DIVIKongress/DIVI2016/30.11.2016/Telemedizin%20in%20Intensiv-%20und%20Notfallmedizin/Franz%20R_Telemedizin%20Offshore.pdf (07.01.2019).

Gesundheitsberichterstattung des Bundes (Gbe-Bund) (Hrsg.) (2019a). *Einsatzaufkommen im öffentlichen Rettungsdienst in Prozent. Gliederungsmerkmale: Jahre, Deutschland, Einsatzart, Rettungsmitteltyp.* Verfügbar unter: http://www.gbe-bund.de/oowa921-install/servlet/oowa/aw92/dboowasys921. xwdevkit/xwd_init?gbe.isgbetol/xs_start_neu/&p_aid=3&p_aid=24524204& nummer=461&p_sprache=D&p_indsp=-&p_aid=31180681 (07.10.2019).

Gesundheitsberichterstattung des Bundes (Gbe-Bund) (Hrsg.) (2019b). *Einsatzfahrtaufkommen im öffentlichen Rettungsdienst (Anzahl). Gliederungsmerkmale: Jahre, Deutschland, Einsatzart.* Verfügbar unter: http://www.gbe-bund.de/oowa921-install/servlet/oowa/aw92/dboowasys921.xwdevkit/xwd _init?gbe.isgbetol/xs_start_neu/&p_aid=i&p_aid=24524204&nummer=459& p_sprache=D&p_indsp=-&p_aid=71592236 (07.10.2019).

Gnirke, A., Beckers, S. K., Gort, S., Sommer, A., Schröder, h., Rossaint, R. & Felzen, M. (2019). Analgesie im Rettungsdienst: Vergleich zwischen Telenotarzt- und Callback-Verfahren hinsichtlich Anwendungssicherheit, Wirksamkeit und Verträglichkeit. *Der Anaesthesist*, 68 (10), 665-675.

Greb, I., Wranze, E., Hartmann, H., Wulf, H. & Kill, C. (2011). Analgesie beim Extremitätentrauma durch Rettungsfachpersonal – Daten zu Sicherheit und Wirksamkeit bei präklinischer Morphingabe. *Notfall + Rettungsmedizin,* 14 (2), 135-142.

Gries, A., Bernhard, M., Helm, M., Brokmann, J. & Gräsner, J.-T. (2017). Zukunft der Notfallmedizin in Deutschland 2.0. *Der Anaesthesist,* 66 (5), 307-317.

Hackstein, A., Lenz, W. & Marung, H. (2015). Personalqualifikation in der Leitstelle. *Notfall + Rettungsmedizin,* 18 (7), 553-559.

Hackstein, A. & Sudowe, H. (2017). *Handbuch Leitstelle – Strukturen – Prozesse – Innovationen.* Edewecht: Stumpf + Kossendey Verlag.

Halbmayer, E. & Salat, J. (2011). Form und Medium der Befragung. Verfügbar unter: https://www.univie.ac.at/ksa/elearning/cp/qualitative/qualitative-34.html (23.03.2020).

Handschu, R., Oeff, M. & Ernstberger, A. (2008). Telemedizin. *Notfallmedizin up2date,* 3 (4), 321-341.

Hasebrook, J., Scheer, D., Hahnenkamp, K. & Brinkrolf, P. (2017). Medizinische Notfallversorgung: Tele-Medizin als Helfer auf dem Land. Verfügbar unter: https://www.researchgate.net/publication/321585842_Medizinische_Notfall versorgung_Tele-Medizin_als_Helfer_auf_dem_Land (10.01.2020).

Hensen, P. (2019). Qualitätsbegriff im Gesundheitswesen. In P. Hensen (Hrsg.) (2019). *Qualitätsmanagement im Gesundheitswesen (S. 3-40).* Wiesbaden: Springer Gabler.

Hess, D. C., Wang, S., Hamilton, W., Lee, S., Pardue, C., Waller, J. L., Gross, H., Nichols, F., Hall, C. & Adams, R. J. (2005). Clinical Feasibility of a Rural Telestroke Network. *Stroke,* 36 (9), 2018-2020.

Hirsch, F., Brokmann, J. C., Beckers, S. K., Rossaint, R., Czaplik, M., Tamm, M. & Bergrath, S. (2016). Verfügbarkeit, Performanz und Funktionalität telemedizinisch übertragener Daten im Rettungsdienst. *Notfall & Rettungsmedizin,* 19 (5), 373-379.

Hochstein, T. (2019). Umgang mit Betäubungsmitteln im Rettungsdienst. *Der Notarzt,* 35 (6), 302-304.

Hug, T. & Poscheschnik, G. (2015). *Empirisch forschen.* Wien: Huter & Roth.

Humburg, D. (2019). *Telemedizin im Rettungsdienst Mittelhessen – Projektvorstellung für Mitarbeiter in Rettungsdienst und Leitstelle.* Verfügbar unter: Humburg_TNA_Mittelhessen.pdf (Quelle auf Datenträger).

IQ.medworks (Hrsg.) (2019). *Telenotarzt Bayern*. Verfügbar unter: https://www.telenot arzt.bayern/was-ist-telenotarzt/ (20.12.2019).

Kassenärztliche Bundesvereinigung (Hrsg.) (2020). *Der Patientenservice 116117*. Verfügbar unter: https://www.116117.de/de/index.php (17.01.2020).

Kettner, M., Walter, S. & Fassbender, K. (2019). Mobile Stroke Unit – Schlaganfall-Versorgungskonzept im Wandel der Zeit. *Der Radiologe*, 59 (7), 622-626.

Klinikum Oldenburg (Hrsg.) (2019). *Telemedizin*. Verfügbar unter: https://telemed izin.klinikum-oldenburg.de/ (20.12.2019).

Koncz, V., Kohlmann, T., Bielmeier, S., Urban, B. & Prückner, S. (2019). Telenotarzt – Neues Versorgungskonzept in der Notfallmedizin. *Der Unfallchirurg*, 122 (9), 683-688.

Koppenberg, J., Briggs, S. M., Wedel, S. K. & Conn, A. K. (2002). Das amerikanische Notfallwesen – „emergency medical service und emergency room". *Notfall & Rettungsmedizin*, 5 (7), 1-8.

König, M. (2019). *Stellungnahme zur Ausrichtung der Telemedizin im Rahmen not-ärztlicher Konsultation*. Verfügbar unter: https://www.dbrd.de/images/stellung nahmen/2019/DBRD_Stellungnahme_Telemedizin.pdf (05.03.2020).

Landkreis Gießen (Hrsg.) (2020). *Innovationsprojekt zum Einsatz von Telemedizin im Rettungsdienst*. Verfügbar unter: https://www.lkgi.de/verkehr-sicherheit-und-ordnung/2558-innovationsprojekt-zum-einsatz-von-telemedizin-im-ret-tungsdienst (05.03.2020).

Langabeer, J. R. Gonzalez, M., Alqusairi, D., Champagne-Langabeer, T., Jackson, A., Mikhail, J., & Persse, D. (2016). Telehealth-Enabled Emergency Medical Services Program Reduces Ambulance Transport to Urban Emergency De-partments. *The western journal of emergency medicine*, 17 (6), 713-720.

Lenssen, N., Krockauer, A., Beckers, S. K., Rossaint, R., Hirsch, F., Brokmann, J. & Bergrath, S. (2017). Quality of analgesia in physicianoperated telemedical prehospital emergency care is comparable to physician-based prehospital care – a retrospective longitudinal study. *scientific reports*, 2017 (7), Artikelnummer 1536.

LifeBot (Hrsg.) (2018). *LifeBot Mobile Healthcare: Advanced Telemedicine with con-tinuity of care*. Verfügbar unter: https://www.lifebothealth.com/wp-content/ uploads/2019/02/LifeBot-Use-Case-Executive-Summary-11.28.2018.pdf (14.01.2020).

Liman, T. G., Winter, B., Waldschmidt, C., Zerbe, N., Hufnagl, P., Audebert, H. J. & Endres, M. (2012). Telestroke Ambulances in Prehospital Stroke Management - Concept and Pilot Feasibility Study. *Stroke*, 43 (8), 2086-2090.

Luiz, T., Jung, J. & Flick, S. (2014). Quo vadis, Notarzt? Ergebnisse einer Befragung Der Notarztstandorte in Rheinland-Pfalz. *Der Anaesthesist*, 63 (4), 294-302.

Marx, G. & Beckers, R. (2015), Telemedizin in Deutschland. *Bundesgesundheitsblatt-Gesundheitsforschung-Gesundheitsschutz*, 58 (10), 1053-1055.

Marx, G., Dusch, M., Czaplik, M., Balzer, F., Brokmann, J. C., Deisz, R., von Dossow, V., Ellger, B., Gräsner, J.-T., von der Groeben, C., Hadzidiakos, D., Heller, A., Nau, C., Weiß, S., Wunder, C., Wurmb, T., van Aalst, G., Berckers, R. & Rossaint, R. (2019). Telemedizin für die vier Säulen der Anästhesiologie. Positionspapier der Deutschen Gesellschaft für Anästhesiologie und Intensivmedizin (DGAI) und der Deutschen Gesellschaft für Telemedizin (DG Telemed). *Anästhesiologie und Intensivmedizin*, 57, 160-166.

Mayer, U. & Debatin, J. F. (2011). Interdisziplinäre zentrale Notaufnahme – Organisation der Notfallmedizin aus Sicht des Krankenhausmanagements. *Der Chirurg*, 82 (4), 338-341.

Mayring, P. & Fenzl, T. (2014). Qualitative Inhaltsanalyse. In: N. Baur & J. Blasius (Hrsg.) (2014). *Handbuch Methoden der empirischen Sozialforschung* (S. 543-556). Wiesbaden: Springer VS.

Mainis IT-Service GmbH (Hrsg.) (2020). Über IVENA eHealth. Verfügbar unter: https://www.ivena.de/page.php?view=&lang=1&si=5e6a121a286c6&k1=main&k2=ueber&k3=&k4=#collapse3 (12.03.2020).

Metelmann, C., Metelmann, B., Bartels, J., Laslo, T., Fleßa, S., Hasenbrook, J., Hahnenkamp, K. & Brinkrolf, P. (2019). Was erwarten Mitarbeiter der Notfallmedizin vom Telenotarzt? Ergebnisse einer Befragungsstudie vor der Einführung eines Telenotarztes in Vorpommern-Greifswald. *Notfall & Rettungsmedizin*, 22 (6), 492-499.

Nowakowski, N. & Fischer, F. (2015). Telematikanwendungen in der präklinischen Notfallmedizin in Deutschland – Einsatzmöglichkeiten und Herausforderungen. *Der Notarzt*, 31 (4), 177-183.

Overheu, D. (2019). Telemedizin im kassenärztlichen Bereitschaftsdienst mit Notfallsanitätern. *retten!*, 8 (3), 166-170.

Reifferscheid, F., Harding, U. & Hossfeld, B. (2016). Einmal Notarzt - immer Notarzt?

Welche Fortbildung brauchen Notärzte? *Notfall + Rettungsmedizin,* 19 (7), 554-558.

Piedmont, S., Brammen, D., Branse, D., Focke, K., Kast, W. & Robra, B.-P. (2018). Auf dem Weg zur integrierten Qualitätssicherung im Rettungsdienst – Stand-Bedarf-Vision. *Notfall + Rettungsmedizin,* 21 (8), 682-689.

Prasser, C., Süss, R., Hahnenkamp, K., Hasebrook, J., Brinkrolf, P. & Fleßa, S. (2020). *Der Telenotarzt als Innovation des Rettungsdienstes im ländlichen Raum – Kosten der Implementierung. Gesundheitsökonomie & Qualitätsmanagement, online.* Verfügbar unter: https://www.thieme-connect.com/products/ejournals/abstr act/10.1055/a-1080-6792 (22.03.2020).

Rosenbrock, R. & Gerlinger, T. (2014). *Gesundheitspolitik – Eine systematische Einführung.* Bern: Huber.

Rossaint, R. Wolff, J., Lapp, N., Hirsch, F., Bergrath, S., Beckers, S. K., Czaplik, M. & Brokmann, J. C. (2017). Indikation und Grenzen des Telenotarztsystems. *Notfall & Rettungsmedizin,* 20 (5), 410-417.

Roth, K. (2018). *Struktur der medizinischen Notfallversorgung in Deutschland.* Stuttgart: Kohlhammer Verlag.

Schempf, B., Casu, S. & Häske, D. (2017). Prähospitale Analgosedierung durch Notärzte und Rettungsassistenten – Vergleich der Effektivität. *Der Anaesthesist,* 66 (5), 325-332.

Schneider, M.-T., Herbst, S., Schilberg, D., Isenhardt, I., Jeschke, S., Fischermann, H., Bergrath, S., Rossaint, R. & Skorning, M. (2011). Telenotarzt auf dem Prüfstand – Evaluation des Projekts Med-on-@ix aus Sicht des Rettungsassistenten. *Notfall & Rettungsmedizin,* 15 (5), 410-415.

Schmiedel, R. (2015). *Leistungen des Rettungsdienstes 2012/13 – Analyse des Leistungsniveaus im Rettungsdienst für die Jahre 2012 und 2013.* Verfügbar unter: https://bast.opus.hbz-nrw.de/opus45-bast/frontdoor/deliver/index/ docId/1538/file/BASt_M_260_barrierefreies_Internet_PDF.pdf (15.04.2019).

Schweigkofler, U., Reimertz, C., Auhuber, T. C., Jung, H. G., Gottschalk, R. & Hoffmann, R. (2011). Web-basierter Versorgungsnachweis – Ein Instrument zur Schnittstellenoptimierung zwischen Präklinik und Klinik. *Der Unfallchirurg,* 114 (10), 928-937.

Schwinger, R. H. G. (2016). Telemedizin aus dem Notarztwagen verbessert die Versorgungsstruktur bei Herzinfarkt. *Aktuelle Kardiologie,* 5 (2), 135-141.

Seah, H. M., Burney, M., Phan, M., Shell, D., Wu, J., Zhou, K., Brooks, O., Coulton, B., Maingard, J., Tang, J., Yazdabadi, G., Tahayori, B., Barras, C., Kok, H. K., Chandra, R., Thijs, V., Brooks, D. M. & Asadi, H. (2019). CODE STROKE ALERT—Concept and Development of a Novel Open-Source Platform to Streamline Acute Stroke Management. *Frontiers in Neurology*, 2019 (10), 725.

Sefrin, P (2013). Nichtärztliches Personal. In: J. Scholz, P. Sefrin, B. Böttinger, V. Dörges & V. Wenzel (Hrsg.) (2013). *Notfallmedizin* (547-549). Stuttgard: Thieme.

Sicksch, M. (2009). Crew Resource Management. *intensiv*, 17 (5), 261-265.

Soda, H., Ziegler, V., Shammas, L., Griewing, B., Kippnich, U., Keidel, M. & Rashid, A. (2017). Telemedizinische Voranmeldung in der akuten Schlaganfallversorgung – Erfahrungen der Stroke-Angel-Initiative von 2004 bis heute. *Der Nervenarzt*, 88 (2), 120-129.

Stockburger, M., Maier, B., Fröhlich, G., Rutsch, W., Behrens, S., Schoeller, R., Theres, H., Poloczek, S.; Plock, G. & Schühlen, H. (2016). Notärztliche Erstversorgung von Patienten mit Herzinfarkt - Daten der First-Medical-Contact-Studie im Rahmen des Berliner Herzinfarktregisters. *Deutsches Ärzteblatt*, 113 (29/30), 497–502.

Süss, R., Dewenter, C., Ekinci, A., Laslo, T. & Fleßa, S. (2020). *Das Telenotarztsystem – Potentiale für die präklinische Notfallversorgung im ländlichen Raum. Gesundheitsökonomie & Qualitätsmanagement, online.* Verfügbar unter: https://www.thieme-connect.com/products/ejournals/pdf/10.1055/a-1100-2639.pdf (22.03.2020).

White, D. (2011). DREAMS revolutionizes communication between ER and ambulance. Verfügbar unter: https://www.ems1.com/ems-products/software/articles/dreams-revolutionizes-communication-between-er-and-ambulance-PQxQFlJoXRtkSgR9/ (14.01.2020).

Wu, T.-C., Parker, S., Jagolino, A., Yamal, J.-M., Bowry, R., Thomas, A., Yu, A. & Grotta, J. (2017). Telemedicine Can Replace the Neurologist on a Mobile Stroke Unit. *Stroke*, 48 (2), 493-496.

Ziegler, V., Rashid, A., Müller-Gorchs, M, Kippnich, U., Hiermann, E., Kögerl, C., Holtmann, C., Siebler, M. & Griewing, B. (2008). Einsatz mobiler Computing-Systeme in der präklinischen Schlaganfallversorgung. Ergebnisse aus der Stroke-Angle-Initiative im Rahmen des BMBF-Projekts PerCoMed. *Der Anaesthesist*, 57 (7), 677-685.

Zimmermann, M., Brokmann, J. C., Gräff, I., Kumle, B., Wilke, P. & Gries, A. (2016). Zentrale Notaufnahme – Update 2016. *Der Anaesthesist*, 65 (4), 243-249

BEI GRIN MACHT SICH IHR WISSEN BEZAHLT

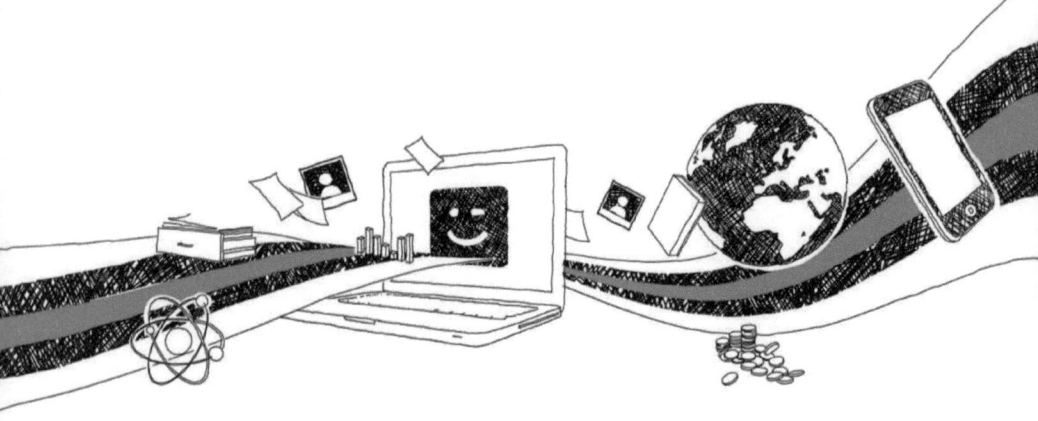

- Wir veröffentlichen Ihre Hausarbeit, Bachelor- und Masterarbeit

- Ihr eigenes eBook und Buch - weltweit in allen wichtigen Shops

- Verdienen Sie an jedem Verkauf

Jetzt bei www.GRIN.com hochladen und kostenlos publizieren

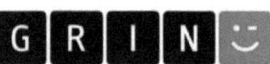